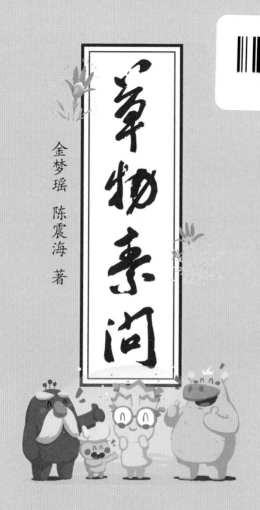

草物柔间

金梦瑶　陈震海　著

SPM
南方出版传媒
广东人民出版社
·广州·

U0270770

图书在版编目（CIP）数据

草物素问 / 金梦瑶，陈震海著. -- 广州：广东人民出版社，2021.9
ISBN 978-7-218-15263-9

Ⅰ. ①草… Ⅱ. ①金… ②陈… Ⅲ. ①中药材—儿童读物 Ⅳ. ①R282-49

中国版本图书馆CIP数据核字(2021)第188740号

Caowu Suwen
草物素问
金梦瑶　陈震海　著

版权所有　翻印必究

出　版　人：肖风华

漫画绘制：镖镖动漫（剧本：郭浩然　绘画：庞韬　设计：陆镇麒）
责任编辑：黄洁华
责任技编：吴彦斌　周星奎
出版发行：广东人民出版社

地　　址：广东省广州市海珠区新港西路204号2号楼（邮政编码：510300）
电　　话：（020）85716809（总编室）
传　　真：（020）85716872
网　　址：http://www.gdpph.com
印　　刷：广州市岭美文化科技有限公司
开　　本：787mm×1092mm毫米　1/24
印　　张：7.375　字　　数：100千
版　　次：2021年9月第1版
印　　次：2021年9月第1次印刷
定　　价：68.00元

如发现印装质量问题，影响阅读，请与出版社（020-85716809）联系调换。

　　古代就有药童习医之先河。本人也是九岁开始涉猎中医药，随父上山采药，学习《医学三字经》，背诵《药性赋》、《汤头歌诀》等。儿童时期好奇心强，记性好。学习中医药从儿童抓起，可以起到事半功倍的效果。目前图文并茂的中草药普及儿童读物较少。

　　《草物素问》是以中草药话题为切入点的少儿读物，以"讲故事，学中药"的活泼形式，向孩子们传播生活中的中医药常识和健康生活习惯。是一本富有趣味性、科普性和实用性的图书。

　　从内容来看，该书整体框架清晰、主线明确，主要分三大部分：十二个中草药故事、药里识字、诗意百草，故事比较贴近幼儿心理，由浅入深地让孩子一步步了解中华医药传统文化。其

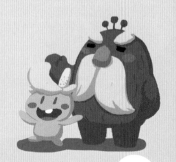

中，"草药小百科"经审核书中草药的符合临床应用实际，图文并茂。这本书的读者是年幼的儿童，因此更侧重中医与日常生活的关系，介绍中草药以南方生长的多见，容易采集，方便学生课外活动教学，传达了健康的生活理念，适合家长与孩童共读，不失为一本寓教于乐的创新读本，"少而精，积而长"相信它能激发孩子们对传统中医药的兴趣，它的出版有利于中医药文化的传承和发展。

刘友章

广州中医药大学教授、主任医师、

博士生导师、博士后合作教授

2021年4月16日

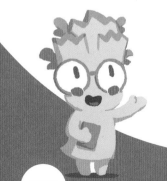

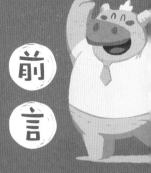

　　中医对草本治疗的探索和应用有着长远的历史，是前贤先辈留给我们中华民族的宝贵财富和智慧结晶，为整个民族千百年来的繁衍和健康保驾护航，同时也体现出中医讲求人与自然和谐统一，共生共处的理念。

　　自小就在中医的熏陶下长大，多年来的耳濡目染，对中医有着一种特殊的情感，看着父辈和其他中医师通过一张张中药方剂，为病者解决一个又一个疾病和痛楚。回想起病者治愈后的欣喜、甚至是持续多年的感激之情，这些画面是令人欣慰而且难以忘怀。在日常生活中，我们也经常结合不同季节时令，用不同中药材与不同属性的食物进行搭配，做出美味而营养的菜肴和汤水。又或者用简单的几味中药材煲成茶水，解决大人和小孩的一些小症状。中医智慧一直存在于我们的生活中，这些并不起眼的草本植物，在我们看来或许非常渺小，但在中医的统领下，却蕴藏着巨大而神奇的力量和作用。我们不禁要赞叹大自然的精妙，更要感恩医者一直以来为人类追求健康而作出勇敢尝试和伟大实践。

遗憾没有进入中医院校进行专业学习、行医济世，感慨万千之余，也一直希望可以为中医文化传播做一些力所能及的事。《草物素问》的筹备和出版，灵感源于多年来日常生活中简单而真实的中医药应用，经过多次在广东省内对采药人的走访和对古籍药典的考阅，联合中医学、教育学、漫画创作团队精心打磨而成。这样的跨界团队组合也是一次新的尝试和突破，希望通过简单有趣、通俗易懂、并且富有教育意义的漫画绘本，让家长和孩子在亲子时光中一起认识中医草本，感受中医文化，发现中医之美。

陈震海

知识工场 Knowledge Work 创始人

2021年夏

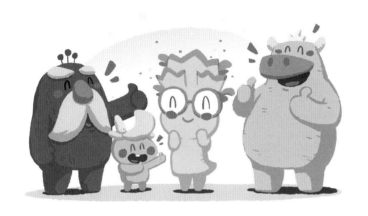

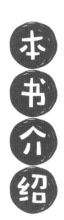

本书介绍

中国人自古以来非常重视饮食。"药食同源"的中医药概念，让人们在日常饮食中，积累和保存了大量的中医药知识。本书可作为亲子读本，家长陪伴孩子一起阅读。既可以培养孩子阅读兴趣和习惯，又可以提高阅读能力，同时也能增进父母与孩子的感情。希望让孩子从小了解中草药，对中国文化的精粹——中医药有初步认知和概念，同时培养孩子良好的生活及饮食习惯。

在中国历史上，中医药一直是古代丝绸之路沿线国家之间交流与合作的重要组成部分。近年来，中国政府发布了《中医药"一带一路"发展规划（2016—2020年）》《中医药发展战略规划纲要（2016—2030年）》等重要文件，亦鼓励弘扬中医药文化。来自其他国家和地区的读者可以通过这本图文并茂的绘本，以喜闻乐见的方式了解中国文化，同时轻松学习汉语。本书并不涉及复杂的中医药理知识，只是介绍具有日常药用功

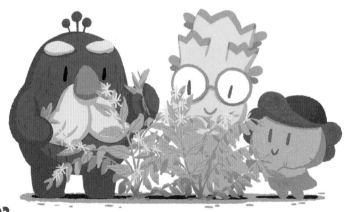

效和食用价值的常见中草药，让外国读者共享中国的健康生活理念。

《本草纲目》和《黄帝内经》在2011年被列入《世界记忆名录》。中国药学家屠呦呦获得2015年诺贝尔生理学或医学奖，成为首位获得该殊荣的中国人。这些成就代表了国际社会对中医药文化价值的广泛认同，表明独具特色的中医药文化正日益受到国际社会的重视与尊重。

本书希望让读者感受中医药文化的魅力，以中医药为载体传播中华传统文化，提升社会对中医药文化的关注度，认识健康生活理念，体会中华医学的生活智慧。

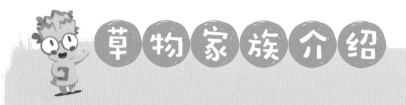

草物家族介绍

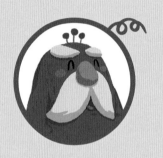

土茯爷 （设计原型：土茯苓）

德高望重的中医老前辈，掌握深厚的中医知识和中医文化，懂得很多中医治疗方法，总是能及时帮助大家消除疾病痛苦。

小棉棉 （设计原型：木棉花）

可爱甜美的小女孩，是鱼星星的好朋友，一起学习和玩耍，乐于助人，在帮助别人的过程中，学习了不少中药知识，也见证中药治病的神奇和伟大。

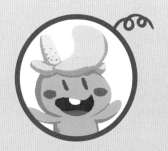

鱼星星 （设计原型：鱼腥草）

活泼好动的小男生，对中医草本植物充满好奇，也在生活中常常被草药治愈。

大力哥 （设计原型：牛大力）

大大咧咧、不拘小节的男子汉，偶有不良的生活习惯，遇到病痛问题，乐于使用中医药解决。

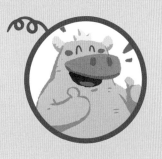

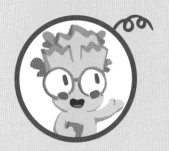

夏小姑 （设计原型：夏枯草）

性格温柔、知性优雅的姑姑，热爱生活，心地善良，擅长烹饪美食，常常照顾别人，善于在日常生活中运用中药知识。

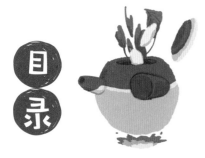

目录

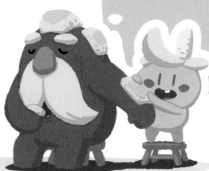

一、草物趣事　001

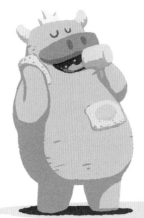

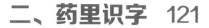

二、药里识字 121

三、诗意百草 141

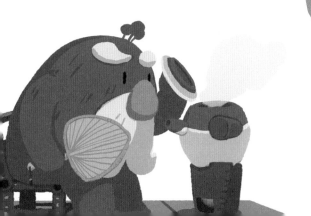

中医草本有很多简单实用的方法，可以帮助我们解决日常生活的一些小症状。让我们进入草物家族的有趣故事，一起探索中医草本的妙用吧！

一

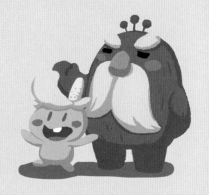

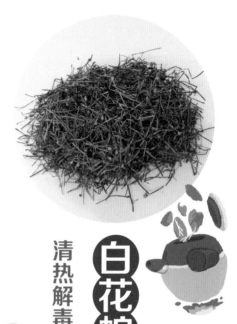

白花蛇舌草

清热解毒消痈散结

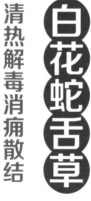

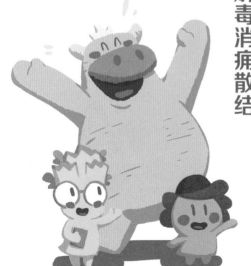

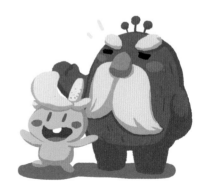

草药小百科

别　　名：蛇舌草、蛇脷草、千打捶。

生长于田边、水沟边、草丛等潮湿地方。

入药部位：全草入药。

药　　性：味苦，性寒。

功　　效：清热解毒，消痈散结，利水消肿。

也应用于治疗癌症。

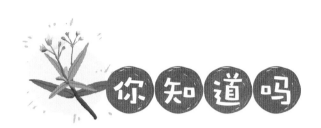

你知道吗

为什么叫白花蛇舌草？

"白花蛇舌草纤纤"，它长着白色的花朵，细长的叶子像蛇的舌头，所以叫这个名字。民间流传另一个说法，因为白花蛇喜欢舔食它叶子上的露水，所以叫它白花蛇舌草。

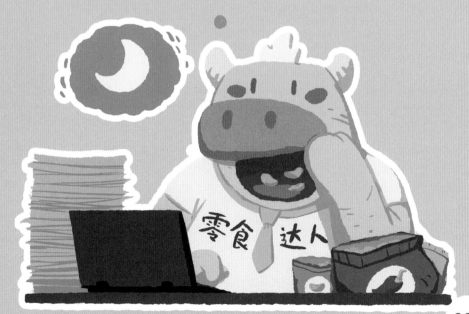

大力哥最近经常工作到深夜，还一边工作一边吃很多零食。

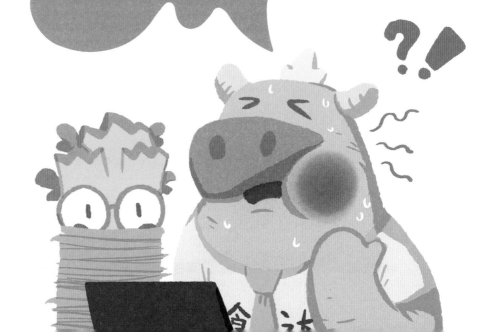

到了第二天。

大力哥：“我的牙龈怎么肿了起来？咽喉也有肿胀的感觉，好疼啊！”

夏小姑：“肯定是上火了！你这么晚不睡觉，又乱吃零食，需要用很强大的清热消炎的中草药，才可以消除肿痛，看我的吧！”

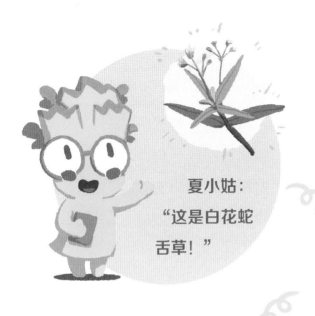

夏小姑："这是白花蛇舌草！"

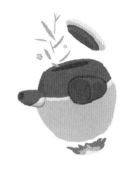

它有非常强大的清热解毒的功效，配合其他清热中药一起煎服，马上就能消肿。

药煎好了，赶快过来吧。中药需要趁热喝，这样疗效才好！

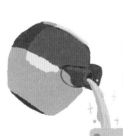

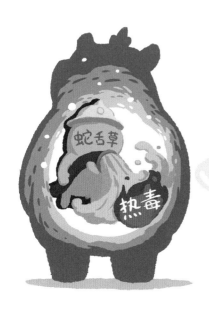

白花蛇舌草就像消防员一样，将大力哥体内的热毒彻底清除！

大力哥："牙龈和咽喉终于不再肿痛，我以后不要熬夜和随便吃零食啦！

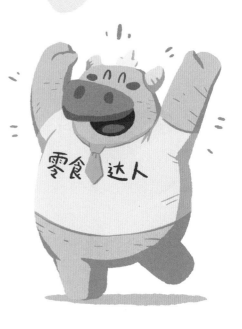

得到上火肿痛的教训之后，大力哥已经改掉了疯狂吃零食和熬夜的坏习惯。他现在已经变成了一位健康达人，每天常喝温开水，选择健康食品，比如新鲜蔬果和坚果。

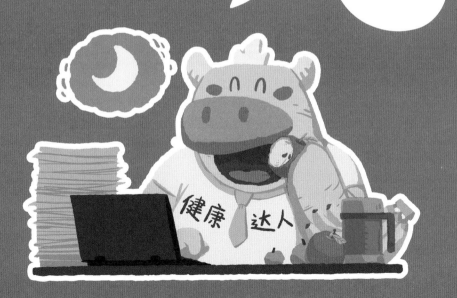

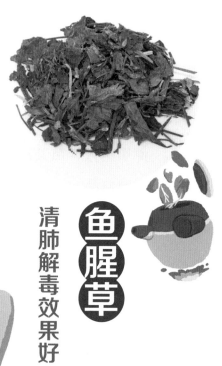

鱼腥草

清肺解毒效果好

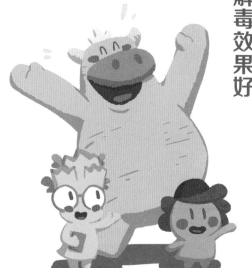

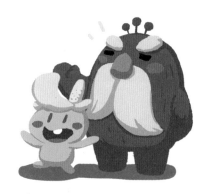

草药小百科

别　　名：狗贴耳、臭菜、折耳根。
　　　　　因全草闻起来像鱼腥的味道，
　　　　　所以叫它"鱼腥草"。

入药部位：全草入药。

药　　性：味辛，性寒。

功　　效：清热解毒，治疗肺炎，
　　　　　抑制流感。

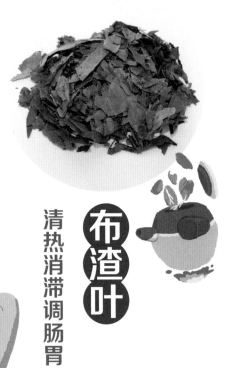

布渣叶

清热消滞调肠胃

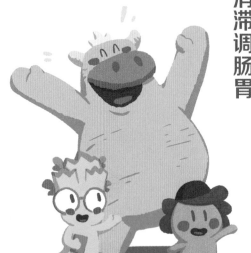

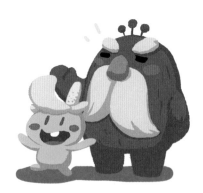

草药小百科

别　　名：破布叶、火布麻。

入药部位：叶入药。

药　　性：味酸，性凉。

功　　效：清暑消滞，治疗感冒
　　　　　发热、消化不良。

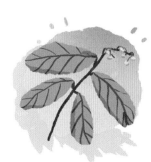

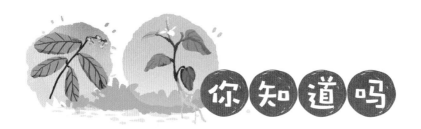

你知道吗

鱼腥草是给鱼吃的吗？

它只是因为闻起来有鱼腥的味道，所以才叫这个名字。鱼才不吃它呢！

布渣叶可以像布一样，用来做衣服吗？

布渣叶是破布树的叶子，干燥之后的叶子有点像布料，但是它不能拿来做衣服啊！

放暑假了！小朋友不能总待在空调房里，需要到户外锻炼身体。所以夏小姑带着鱼星星和小棉棉到运动场上踢足球。

　　鱼星星和小棉棉玩得可开心了！可是天气炎热，不一会儿，他们就浑身湿透，汗如雨下了。

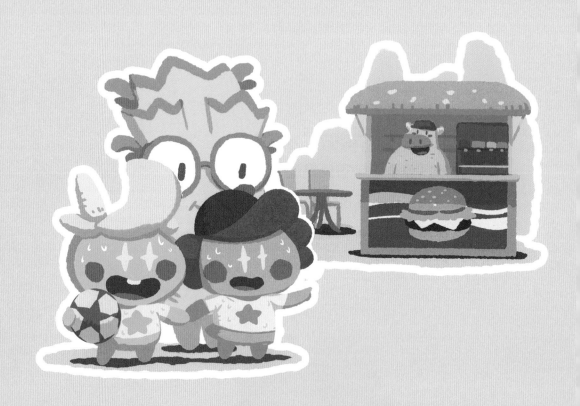

夏小姑带着鱼星星和小棉棉去休息。小棉棉一眼看到不远处有个熟食摊，赶快指给鱼星星看。鱼星星和小棉棉一想到有很多好吃的，就开心得手舞足蹈，手拉手欢天喜地地朝着熟食摊跑过去。

夏小姑给他们买了很多好吃的，有炸薯条、汉堡包、冰冻汽水……美味的食物让鱼星星和小棉棉垂涎三尺。他们等不及夏小姑，开始狼吞虎咽，大吃大喝起来。不一会儿，就把所有食物都吃光了！

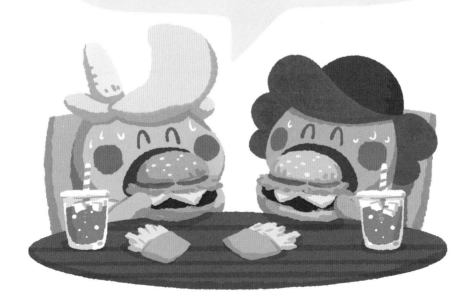

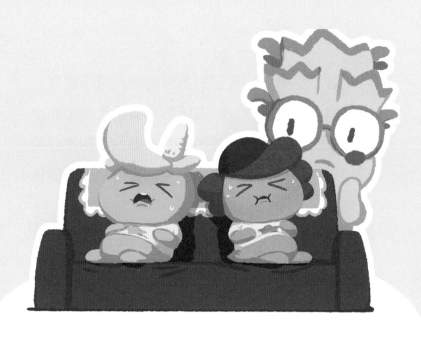

晚上回到家以后，鱼星星和小棉棉无精打采地瘫坐在沙发上，不断打嗝，晚饭也吃不下。

夏小姑看着两个小朋友这副模样，心想，肯定是下午吃了上火的食物，加上冰冷的碳酸饮料，把肠胃给吃坏了。

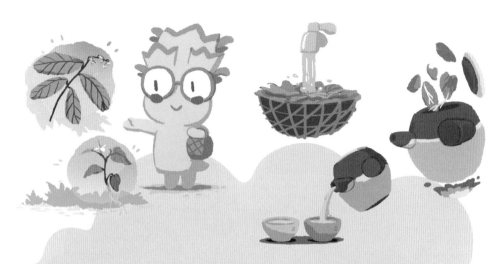

夏小姑想到一个好方法。她找来了鱼腥草和布渣叶，洗干净，加水熬制药茶，可以清热消食。

鱼星星和小棉棉一人一碗，乖乖地全部喝完了。

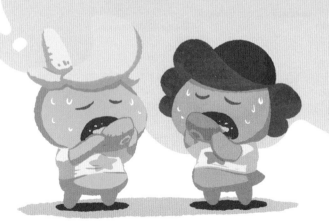

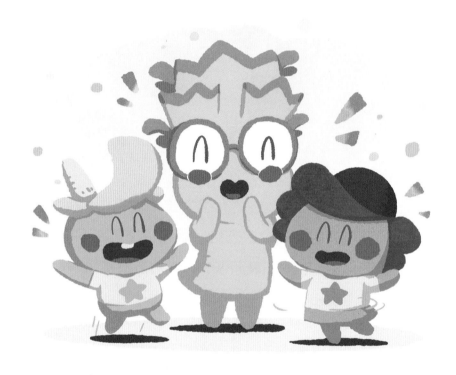

　　第二天早上，鱼星星和小棉棉的肚子不再胀鼓鼓了，整个人神清气爽，又一副欢蹦乱跳、生龙活虎的模样了。经过这次教训，他们跟夏小姑保证，以后再也不敢乱吃上火和冰冷的食物了。

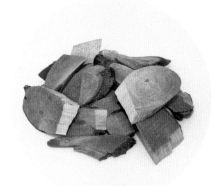

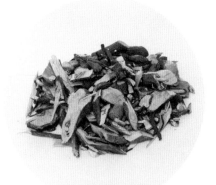

大罗伞

小罗伞

有了大罗伞、小罗伞

不怕铜锤铁尺『扳』

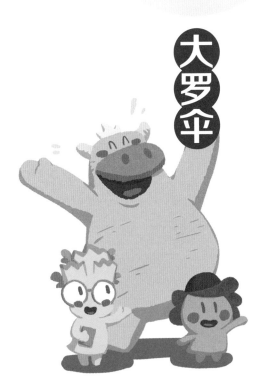

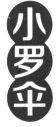

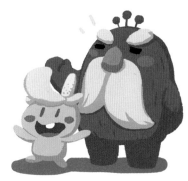

草药小百科

大罗伞

别　　名：朱砂根、大凉伞。

入药部位：根、叶入药。

药　　性：味苦，性平。

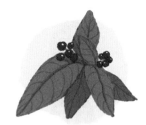

草药小百科

小罗伞

别　　名：百两金、珍珠伞。

入药部位：根、叶入药。

药　　性：味甘，性温。

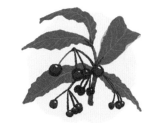

大罗伞和小罗伞的功效：活血祛瘀，消肿止痛。可治疗跌打肿痛，外伤骨折，风湿骨痛。疗伤，驳骨。

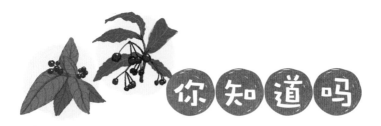

你知道吗

大罗伞、小罗伞，它们是把伞吗？

它们是植物，只是叶子长得有点像伞的形状。

它们的名字里有"大"和"小"，难道它们是两兄弟吗？

可以说是的呢！因为有些中草药需要合起来使用，大罗伞和小罗伞正是这类中草药，所以说它们是兄弟也没错。

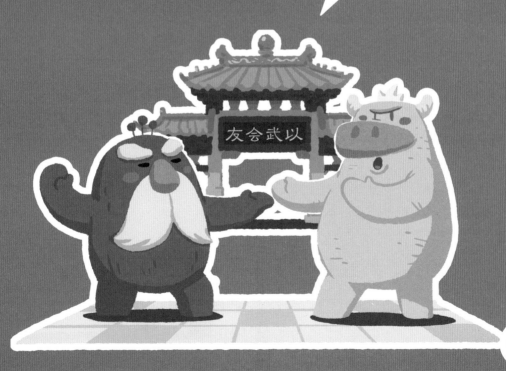

在岭南武术之乡佛山，两位武林高手正在切磋武艺，以武会友。

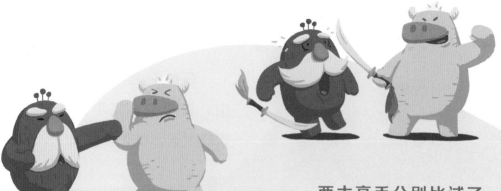

两大高手分别比试了拳术、刀法、剑法……十八般武艺齐上阵，大战几百回合，打得难分难解，却兴致盎然。

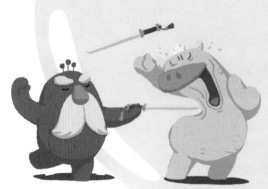

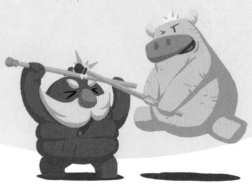

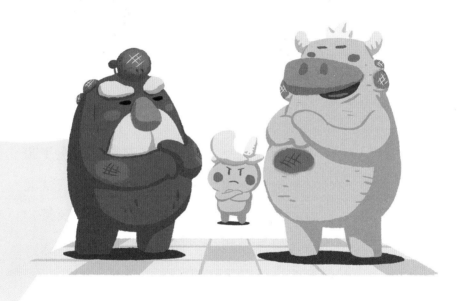

　　鱼星星目不转睛地盯着两位高手比武，全程
兴致勃勃。精彩的比武结束之后，乐于助人的鱼
星星发现，土茯爷头上肿了一个乒乓球那么大的
包，大力哥手臂也青一块紫一块，于是他暗下决
心："我要帮助他们疗伤！"

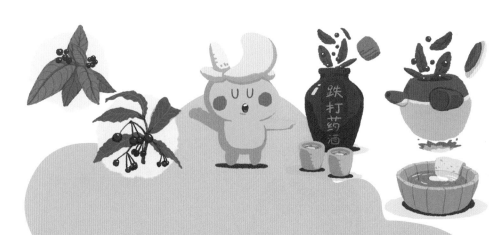

　　鱼星星在武术之乡长大，对跌打损伤了如指掌，治疗它更是小菜一碟。鱼星星很快就准备好了用大罗伞和小罗伞炮制的药酒和药茶，帮两位武林高手疗伤。药酒外敷，药茶内服，双管齐下，保准药到病除。

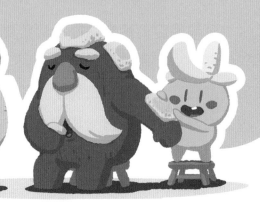

果然，鱼星星的药酒和药茶功效了得，两位武林高手很快就康复了。他们向鱼星星道谢，并说会继续努力习武强身，将以武会友的精神发扬光大。

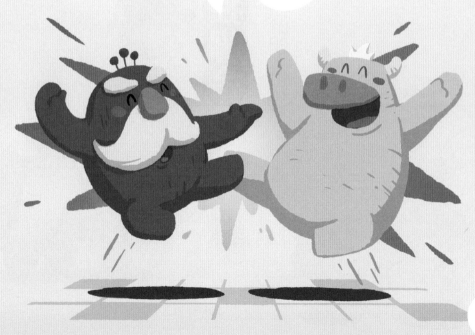

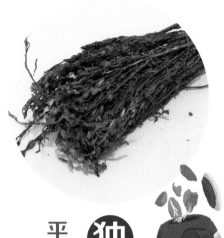

独脚金

平肝明目祛疳积

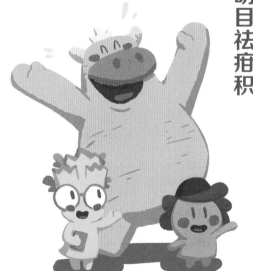

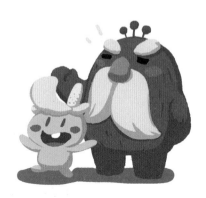

草药小百科

别　　名：独脚疳、独脚柑。

生长在田野、草地、山坡。

入药部位：全草入药。

药　　性：味甘，性微凉。

功　　效：清热利尿，消积开胃，平肝明目。近年发
现对治疗眼肌型重症肌无力有奇效。清热
消积、明目。

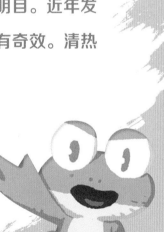

中医认为，疳积是小儿的常见症
状，包括食欲不振、睡眠不稳、容易发
怒等，长此以往，会导致营养不良。

你知道吗

独脚金跟黄金有关吗？难道黄金也有脚，而且仅有一只，那么另外一只脚在哪呢？

它是一种小草，像金鸡独立一样，挺拔地生长在土里，所以叫它"独脚金"。它跟黄金没有关系。"金"与"疳"的粤语读音相近，中国古代有避讳的传统，人们出于趋吉避凶的心态，希望呈现吉祥美好的事物，所以用谐音"金"来指代小朋友疳积症状的"疳"。

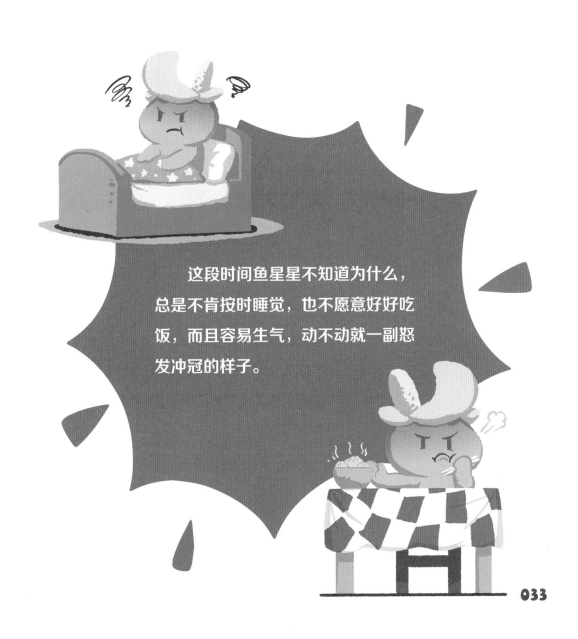

这段时间鱼星星不知道为什么，总是不肯按时睡觉，也不愿意好好吃饭，而且容易生气，动不动就一副怒发冲冠的样子。

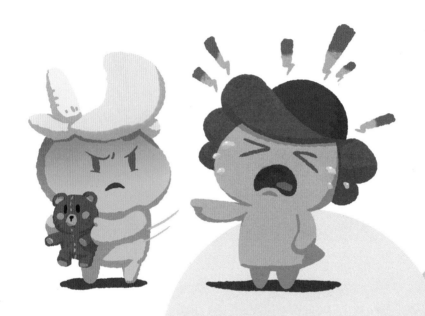

鱼星星总是在幼儿园抢其他同学的玩具，这次又把小棉棉弄得号啕大哭。

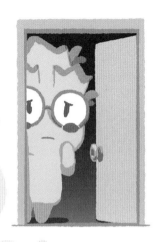

鱼星星在家也很捣蛋，乱扔玩具，把家里搞得乱七八糟。

夏小姑很担心，再这样下去，鱼星星就会变成让所有人都讨厌的调皮鬼了！

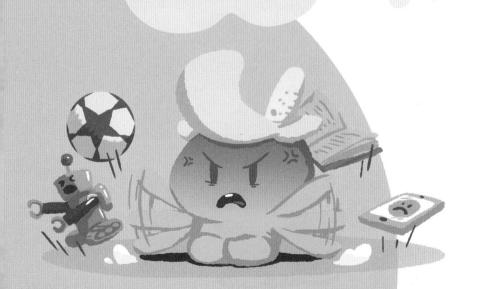

夏小姑带鱼星星来请教土茯爷。

土茯爷给鱼星星一把脉，再细看手指皮肤颜色和纹路，就知道哪里出问题了。

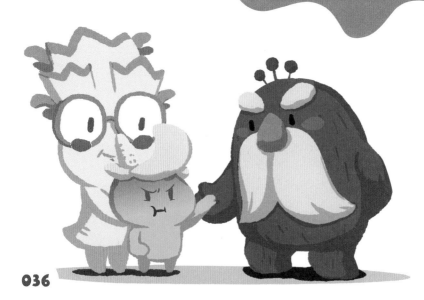

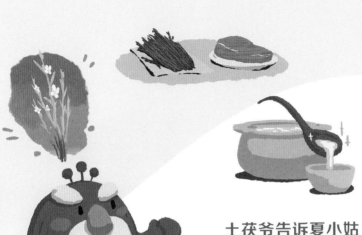

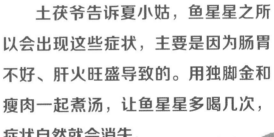

　　土茯爷告诉夏小姑，鱼星星之所以会出现这些症状，主要是因为肠胃不好、肝火旺盛导致的。用独脚金和瘦肉一起煮汤，让鱼星星多喝几次，症状自然就会消失。

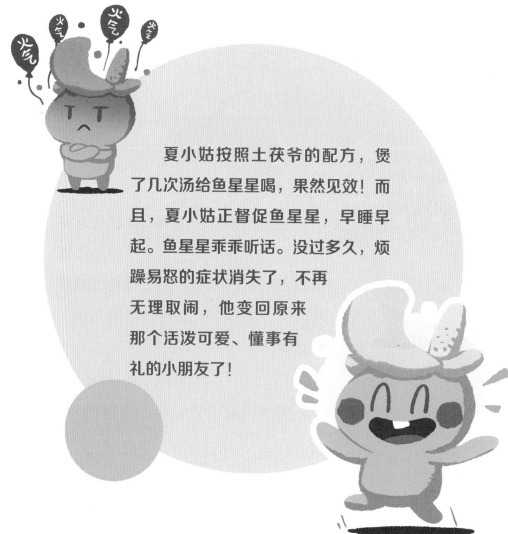

夏小姑按照土茯爷的配方，煲了几次汤给鱼星星喝，果然见效！而且，夏小姑正督促鱼星星，早睡早起。鱼星星乖乖听话。没过多久，烦躁易怒的症状消失了，不再无理取闹，他变回原来那个活泼可爱、懂事有礼的小朋友了！

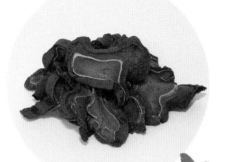

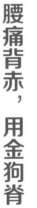

金狗脊

腰痛背赤，用金狗脊

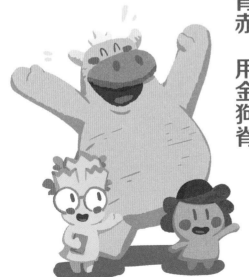

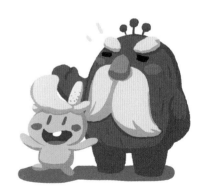

草药小百科

别　　名：狗脊、金毛狗。

《职方典》：出粤南宁府，即赤
　　　　　蕨。根形如狗脊，
　　　　　毛如狗毛。

药　　性：茎根入药，味苦甘，性温。

功　　效：驱风去湿，风寒骨痛，
　　　　　强健腰膝。

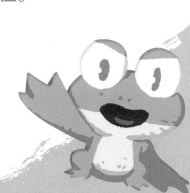

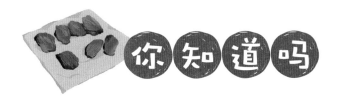 你知道吗

金狗脊跟狗的脊梁有关系吗？

金狗脊属于植物的茎，像脊椎骨一样非常坚韧，表面还长着像狗毛一样金黄色的细软毛，所以就叫它金狗脊。

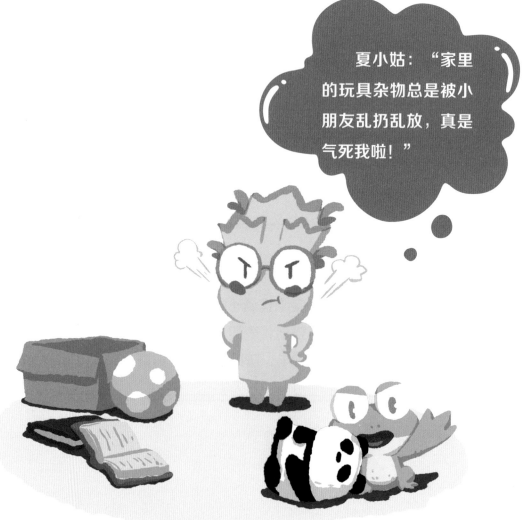

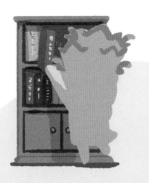

经过一轮辛勤劳动后，
夏小姑终于把家里每个角落
都收拾得干干净净，东西摆
放得整整齐齐！

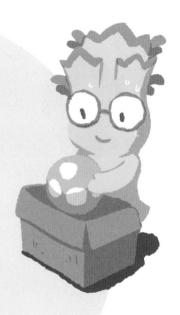

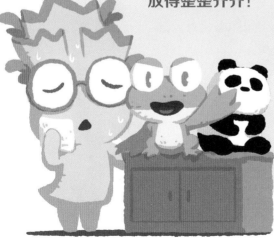

夏小姑一边捶着腰，一边说："小棉棉，就是为了给你收拾到处乱扔的玩具，我现在都腰酸背疼了。"

啊？是我们家宠物狗的脊毛吗？？？

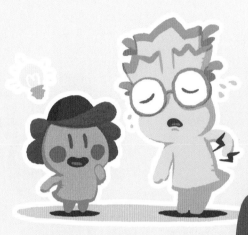

腰酸背疼？！我有办法！可以用一味草药，金狗脊。

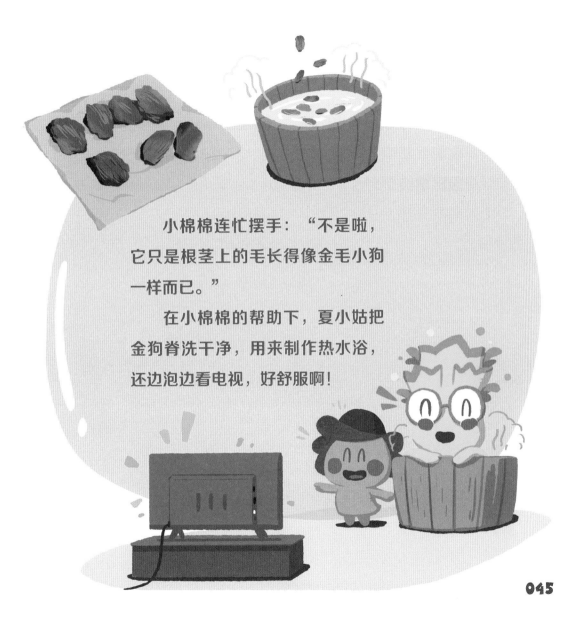

小棉棉连忙摆手："不是啦，它只是根茎上的毛长得像金毛小狗一样而已。"

在小棉棉的帮助下，夏小姑把金狗脊洗干净，用来制作热水浴，还边泡边看电视，好舒服啊！

第二天起床，夏小姑腰酸背疼的症状明显减轻。她舒舒服服地伸个大懒腰，整个人精神抖擞。

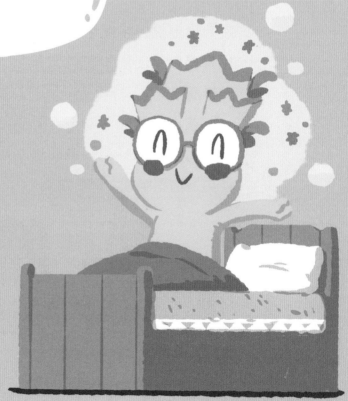

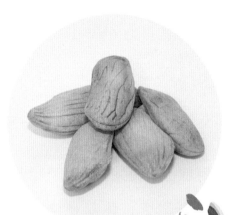

芒果核

化痰消滞性平和

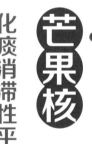

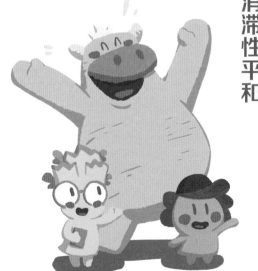

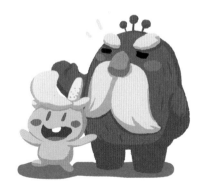

草药小百科

入药部位：全核干燥后入药。

药　　性：味酸涩，性平和。

功　　效：行气散结，化痰止咳，
　　　　　消疼散结，消食。

　　在中医看来，芒果是湿热的水果，吃多了容易导致肠胃湿热、消化不良，但是芒果核恰好可以消除这种症状，相克之物往往也相伴生长。

　　唐玄奘十分喜欢芒果，他在《大唐西域记》中写道"庵波罗果，见珍于世"。庵波罗果，就是芒果。

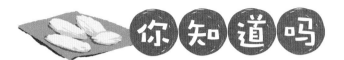 你知道吗

 吃完芒果剩下的芒果核，真的可以变成药材吗？

 可别小看了芒果核，它具有健胃消食、化痰行气的功效，可以治疗饮食积滞、食欲不振及咳嗽。

 吃完芒果，我是不是可以直接把芒果核吃掉？这样就不会积滞了吧？

 当然不可以！吃完的芒果核要先洗干净，然后彻底晒干，之后才能够作为药材使用。入药时，还得把芒果核剪开才行呢。

夏季芒果上市，肉质饱满，气味香甜，黄澄澄的模样人见人爱。

夏小姑一口气能吃好几个。土茯爷告诉她，芒果核晒干之后可以入药。于是，夏小姑趁着阳光灿烂的好天气，把芒果核拿出来晒干晒透，储备一些药材。

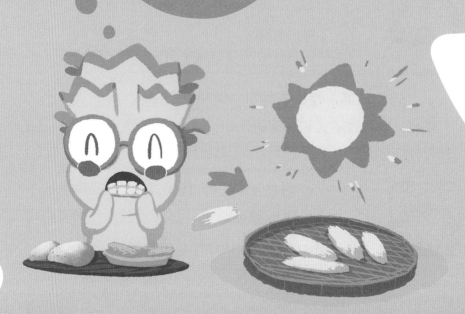

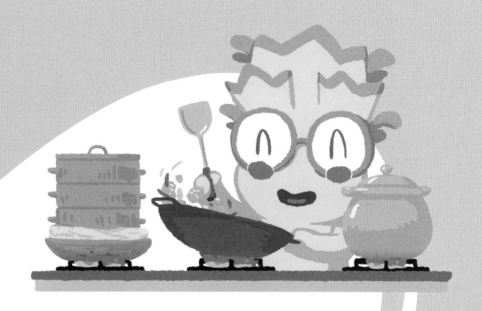

孔子说："有朋自远方来，不亦乐乎。"

周末，朋友们来夏小姑家里聚会。夏小姑决定好好发挥自己的厨艺，做一桌丰盛的美味佳肴，给大家品尝。

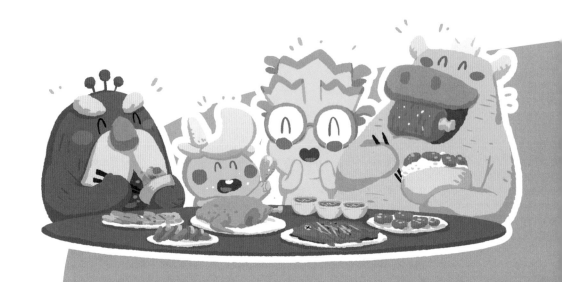

夏小姑厨艺精湛，做出来的饭菜色香味俱全，实在太好吃了！面对一桌美食珍馐，大家的筷子完全停不下来。

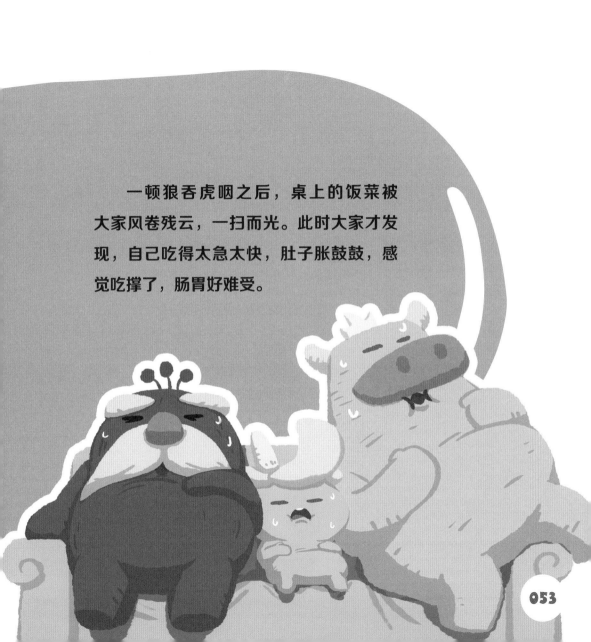

一顿狼吞虎咽之后，桌上的饭菜被大家风卷残云，一扫而光。此时大家才发现，自己吃得太急太快，肚子胀鼓鼓，感觉吃撑了，肠胃好难受。

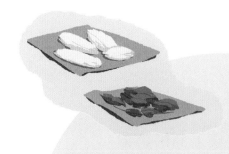

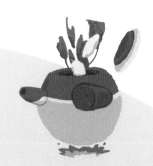

幸好夏小姑早有准备。她拿出之前晒干的芒果核，还有布渣叶，加入水中一起煮，然后分给大家喝，帮助众人消食健胃。

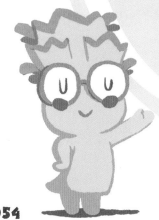

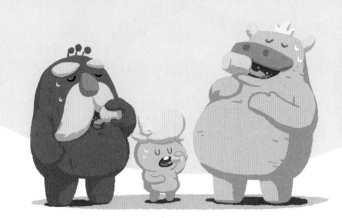

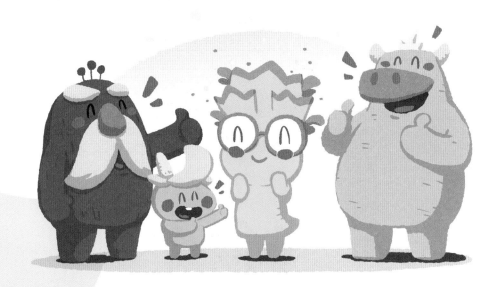

　　大家喝完茶，过了一会儿，肚子饱胀的感觉逐渐消失了，纷纷竖起大拇指，称赞夏小姑既为大家炮制美食，又懂得简单方便的食疗。

　　夏小姑谦虚地说："这都是土茯爷教的。我只是提前准备好，未雨绸缪，没想到真的能帮助大家，实在太好了！"

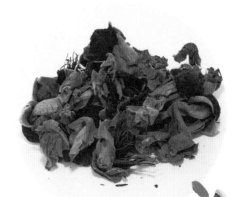

木棉花

利水化肠胃湿热

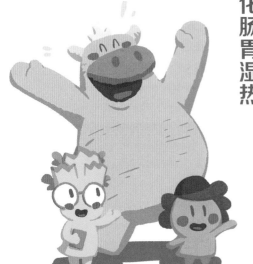

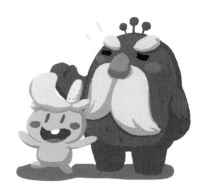

草药小百科

别　　名：红棉花、英雄花。

入药部位：全花入药。

药　　性：味甘，性凉。

功　　效：清热解毒，利湿，止血。清理肠道

　　　　　湿热，通便消积。

《本草纲目》：如山茶，花黄蕊，花

片极厚，结实大如拳，实中有白绵，

绵中有子。

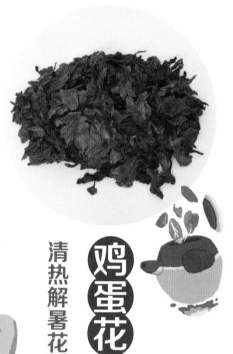

鸡蛋花

清热解暑花芬芳

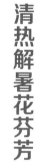

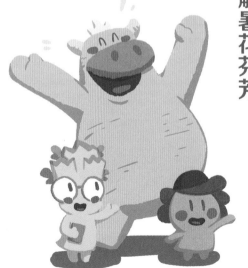

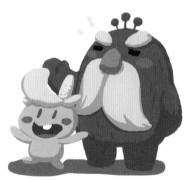

草药小百科

别　　名：缅栀子、蛋黄花。

入药部位：全花入药。

药　　性：味甘，性凉。

功　　效：清热解暑，润肺解毒。

　　鸡蛋花生长在热带和亚热带，喜欢温暖、阳光充足的生长环境。开花时，香气浓郁，沁人心脾。除了常见的黄白色花朵，也有红色和粉红色的鸡蛋花。

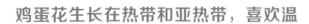

 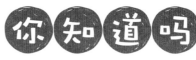

你知道吗

鸡蛋花是鸡蛋里面长出的花吗？

不是呢！鸡蛋花的花冠外面是白色，花冠内面是黄色，就像鸡蛋的蛋白和蛋黄。夏秋两季是它开花的时节，鸡蛋花会散发清淡略甜的花香。将树上掉下来的鸡蛋花捡起晒干，用开水冲泡，十分清香、润滑。晒干了的鸡蛋花可泡成上好的茶。

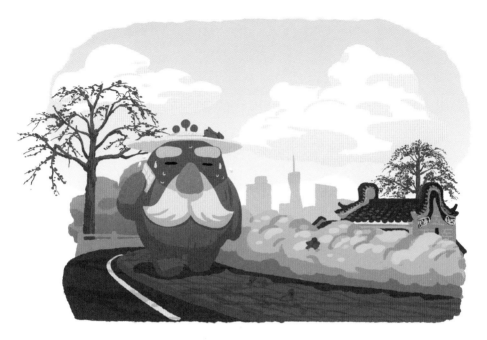

　　春夏之际，木棉花开得又大又红，好漂亮！周末，土茯爷外出散步锻炼。可是岭南地区既潮湿又闷热，土茯爷走在路上，不一会儿已经汗流浃背。他赶紧掏出手帕擦汗，不然风一吹，容易感冒。

　　啪！一朵木棉花掉下来，刚好砸在土茯爷的肩膀上。他忽然想到木棉花可以清热解毒，配合鸡蛋花、金银花、菊花、槐花一起，消暑祛湿的效果更好！可预防夏季风热感冒，男女老少都适合。

　　于是，土茯爷赶紧去药材铺准备材料。

一方水土养一方人。在岭南地区，生长着很多适合调理岭南人身体的植物。

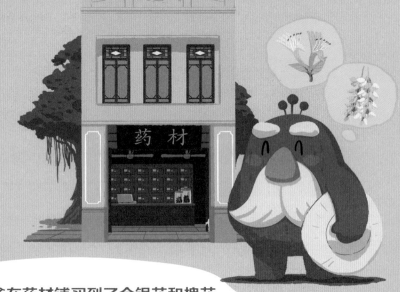

土茯爷在药材铺买到了金银花和槐花，还差一些材料呢！土茯爷捻着被汗水打湿的胡须，心想，我得找帮手一起来采购。

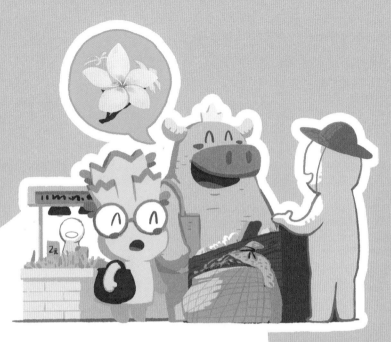

　　大力哥和夏小姑一起去集市，看见有人摆卖鸡蛋花，想起土茯爷吩咐他看到鸡蛋花就买一些。于是，大力哥很豪气地买了一大堆。打算留一些送给夏小姑，让她插在头发上，打扮打扮。

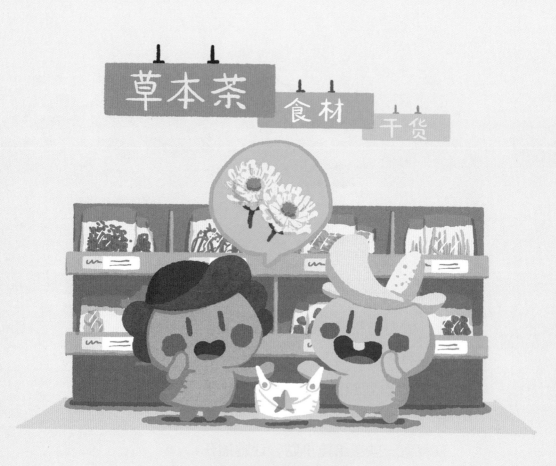

鱼星星和小棉棉也帮忙买了菊花。

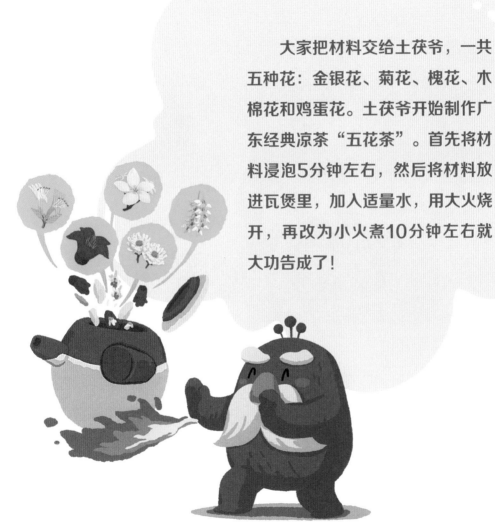

大家把材料交给土茯爷，一共五种花：金银花、菊花、槐花、木棉花和鸡蛋花。土茯爷开始制作广东经典凉茶"五花茶"。首先将材料浸泡5分钟左右，然后将材料放进瓦煲里，加入适量水，用大火烧开，再改为小火煮10分钟左右就大功告成了！

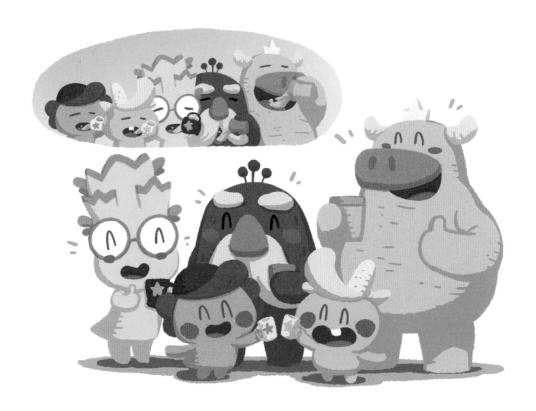

　　土茯爷将煮好的五花茶盛出来，稍微晾凉之后，往杯中加入适量蜜糖，然后分给每人一杯，防暑清热，老少皆宜。五花茶闻着清香，入口甘甜，大家都很喜欢，咕嘟咕嘟一口气全喝完了。五花茶清肝热，去心火，喝完之后，顿时觉得炎炎夏日中多了几分清凉。

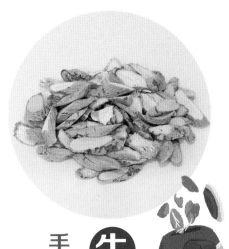

牛大力

手无力，脚无力，要吃牛大力

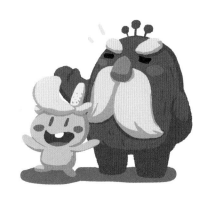

草药小百科

别　　名：山莲藕、大力薯、美丽崖豆藤。

入药部位：根部入药。

药　　性：味甘，性平。

功　　效：强肌健力，祛风祛湿，强筋活络，补脾润肺。用于治疗腰肌劳损，风湿性关节炎，治肺热，肺虚咳嗽。

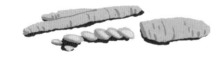

068

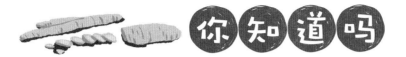

你知道吗

牛是因为吃了牛大力，才变得很有力气的吗？

这是个有趣的传说。很久以前，有一头体衰消瘦的老牛，因为遇到荒年，食物匮乏，主人只好放它去荒郊野外自行觅食。没想到老牛在山上，不经意吃了很多薯根状的植物。回家的时候，精神饱满、身强体健。故事传开以后，大家都把这种草药叫作"牛大力"。

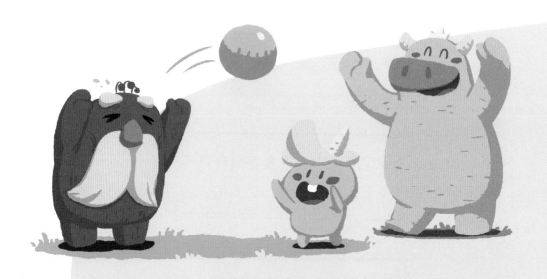

大力哥和土茯爷陪鱼星星打球。鱼星星精力十足，左蹦右跳地传球，上蹿下跳地击球，玩得不亦乐乎。过了一会儿，大力哥依然精力充沛，土茯爷因为年纪大，开始气喘吁吁，有点体力不支，招架不住了。

鱼星星看见土茯爷浑身没力、手脚酸软的样子，赶紧扔掉球跑过来照顾土茯爷。鱼星星心疼地给土茯爷捶捶背，发现他连冷汗都出来了！

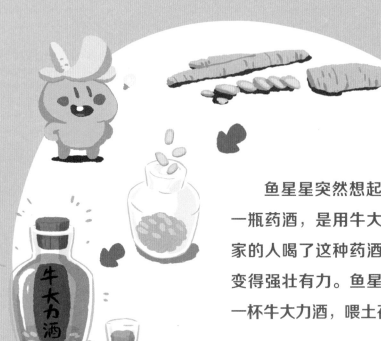

　　鱼星星突然想起之前大力哥有一瓶药酒，是用牛大力泡的。他们家的人喝了这种药酒之后，身体都变得强壮有力。鱼星星赶紧去倒来一杯牛大力酒，喂土茯爷喝下。

用牛大力和米酒泡酒，喝了可以强筋活络。

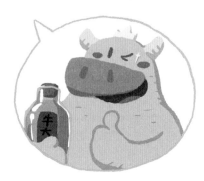

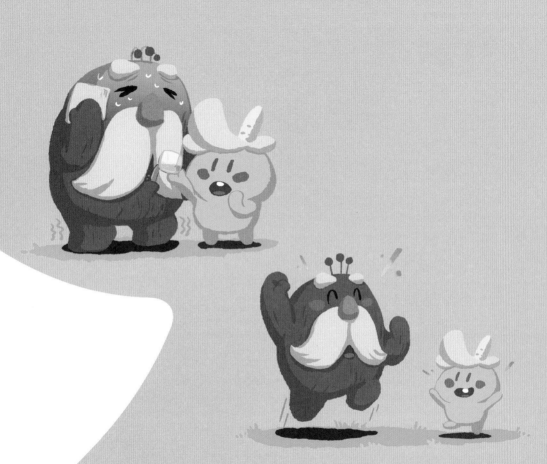

　　鱼星星十分有孝心，每天都来喂土茯爷一杯牛大力酒。一段时间之后，土茯爷慢慢恢复了，精神抖擞，力气更胜从前，又可以陪鱼星星打球了！

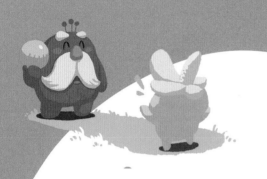

这次轮到土茯爷发球。他现在力气可大了呢，只是把球轻轻一扔，球就已经飞出去几十米。鱼星星为了捡球，简直跑到腿软。

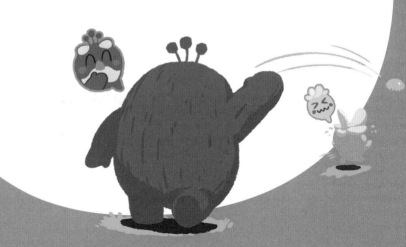

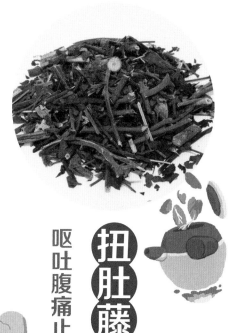

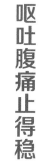

扭肚藤

呕吐腹痛止得稳

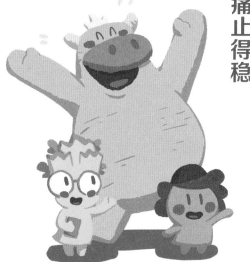

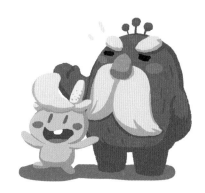

草药小百科

别　　名：白茶花、青藤仔花。

入药部位：茎叶入药，茎呈圆柱形。

药　　性：味苦，性凉。

功　　效：清热利湿，化湿消滞，治疗急性胃肠
炎、消化不良、痢疾、扁桃体炎、湿热
腹痛等。民间也有用于止血。

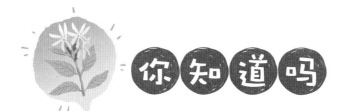

你知道吗

扭肚藤是用来扭绑肚子的吗？看起来很扎实的样子呢！

不是的。它是肚子疼得扭作一团的时候服用的。扭肚藤主要治疗腹痛和肠胃炎症，所以它的名字很生动地描绘出疼痛感受。

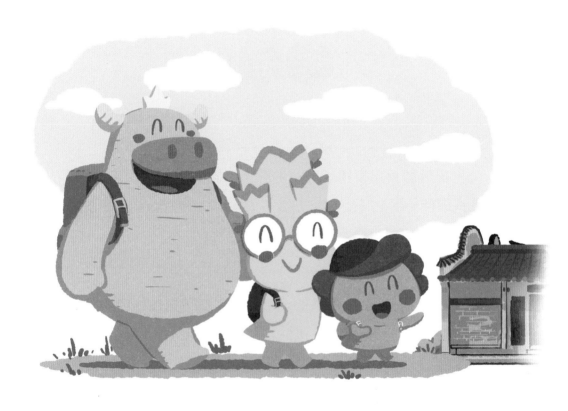

　　夏小姑和大力哥带着小棉棉去郊外旅行。一面欣
赏美丽乡村山清水秀的田园风光，一面领略岭南古镇
的特色文化，体验文旅新气象。

不知不觉到了中午，大家已经饥肠辘辘。山边正好有一家别具特色的农家餐馆，夏小姑和大力哥决定带小棉棉在这里享用午餐。

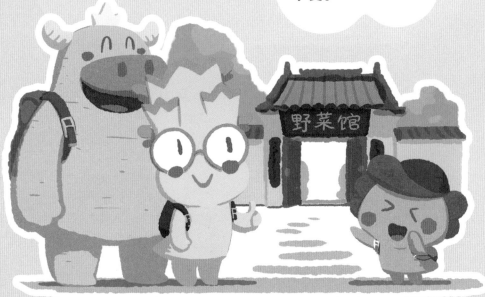

野菜馆

美味佳肴很快就摆满餐桌，有皮爽肉滑的白切鸡、鲜香劲道的手打牛肉丸、绿油油的青菜，还有香喷喷的米饭，香气四溢，让人垂涎三尺。

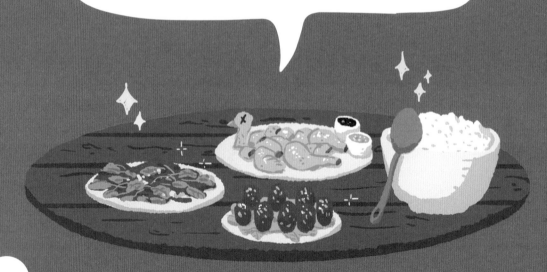

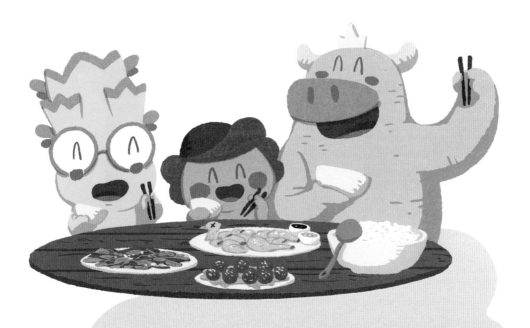

　　大力哥特别喜欢吃白切鸡，一个人几乎吃掉了半只。夏小姑劝大力哥，白切鸡有些部位没熟透，不要吃。大力哥因为太喜欢吃了，根本没有把夏小姑的劝告放在心上。

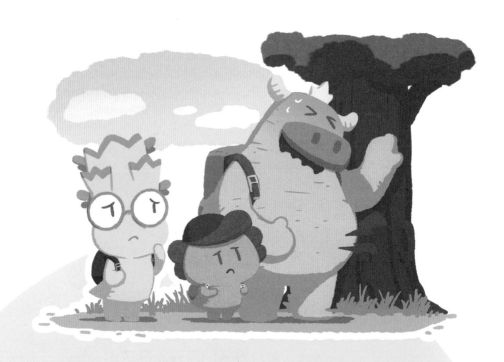

  饱餐之后，夏小姑、大力哥带着鱼星星心满意足地继续徒步旅行。走了不一会儿，大力哥捂着肚子，脸色发白，竟然还呕吐了。

  小棉棉十分担心地看着大力哥。夏小姑觉得大力哥应该是中午吃了那几块未熟透的白切鸡。大力哥也很后悔没有听夏小姑的话。

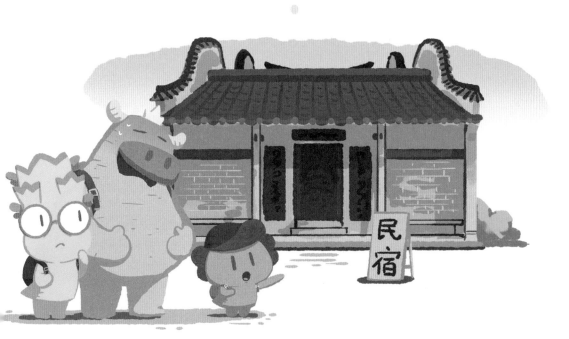

夏小姑和小棉棉带着大力哥，赶到不远处的民宿，让大力哥可以休息一下。

民宿

夏小姑和小棉棉扶着大力哥来到店里，发现原来土茯爷是这家民宿的主人。土茯爷看到大力哥抱着肚子疼痛难忍的模样，安慰在一旁很着急的夏小姑和小棉棉，请她们不用担心，他有办法治好大力哥。

土茯爷到后院的药圃，采摘扭肚藤。夏小姑和小棉棉也来帮忙。土茯爷告诉她们，扭肚藤对治疗腹胀疼痛和呕吐很有效。

有夏小姑和小棉棉帮忙，真是事半功倍，土茯爷很快就开始煎药了。

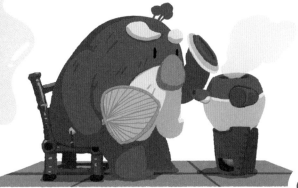

土茯爷煮好扭肚藤药茶之后，拿给大力哥服用。看着大力哥一饮而尽，土茯爷笑眯眯地吩咐大力哥今天晚上早点睡觉，让肠胃休息一下，不要再吃东西了。

大力哥这次很乖地点点头，毕竟"不听老人言，吃亏在眼前"。

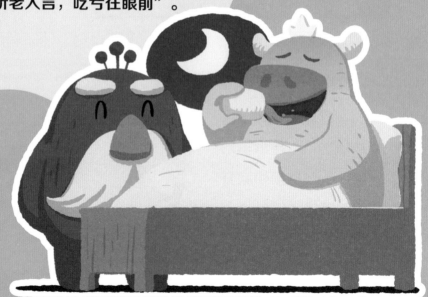

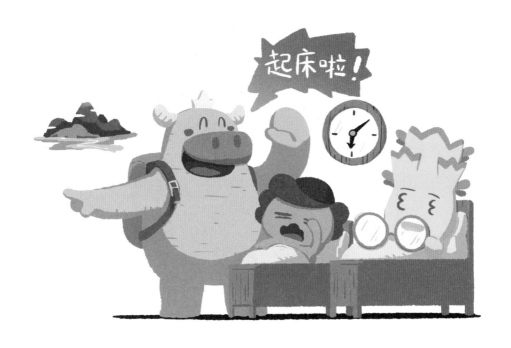

  喝完土茯爷煲的扭肚藤药茶，再经过一个晚上的休息，大力哥肚子不疼了，而且精力充沛。大力哥叫醒还在美梦中的夏小姑和小棉棉，兴致勃勃地说："一日之计在于晨，快起床！我们今天要去耕读园，体验晴耕雨读、文武养生的耕读文化。"

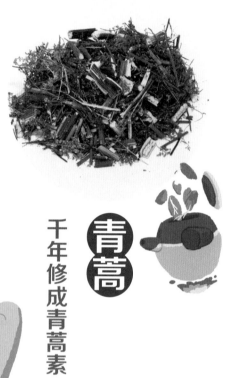

青蒿

千年修成青蒿素

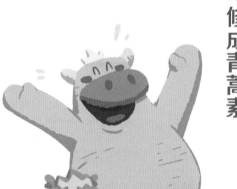

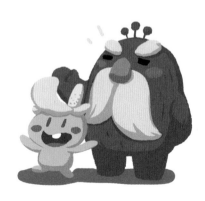

草药小百科

别　　名：草蒿、香蒿、鱼花草。

入药部位：全草入药。

药　　性：味苦，性寒。

功　　效：清透虚热，凉血，解暑，截疟。

《本草纲目》：治疗疟疾寒热。

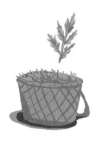

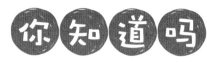

中国人的祖先在一千多年前就已经会使用它来治病了，为什么现在大家又重提青蒿呢？

因为中医药的发展，也要与时俱进。随着时代的变化和发展，富有智慧的中医借助现代科学技术，重新挖掘了青蒿的药用价值，提取了有效抗击和治疗疟疾的青蒿素。

在古代岭南的一座村庄里，村民们过着平静而幸福的生活。日出而作，日落而息，勤勤恳恳地劳动，丰衣足食。

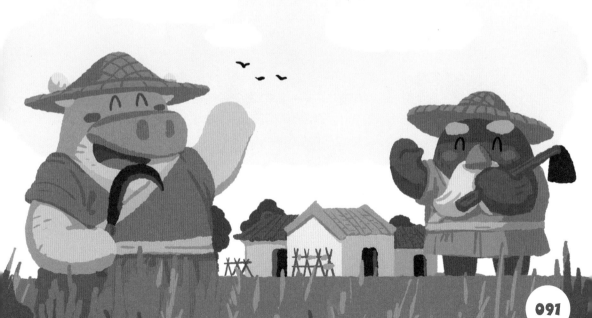

突然有一年，村里很多人都得了一种奇怪的病。人们时而发冷，时而发热，好像感冒发烧，但是使用治疗感冒发烧的药物却不能治愈它。人们备受煎熬，却对这种怪病束手无策。

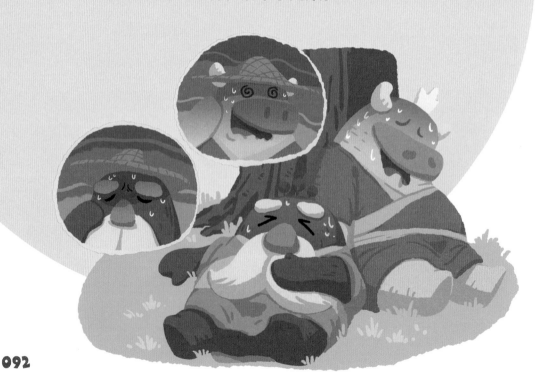

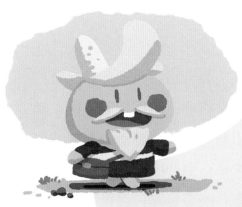

有一天，一位德高望重的中医经过这座村庄，发现村民的情况不妙。经过一番望闻问切之后，中医发现这是一种可怕的传染病，必须尽早找到合适的药物治疗，才能阻止病情蔓延。

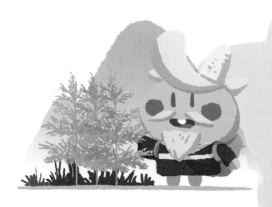

悬壶济世行天下，医者仁爱父母心。中医四处奔走，翻山越岭，风餐露宿，走遍神州大地，他心中有一个坚定的信念：一定要为村民找到治疗这种怪病的草药！

经过不懈努力，中医终于发现了一种带着浓烈香气、开着细小淡黄色花朵的小草，能治愈这种怪病。

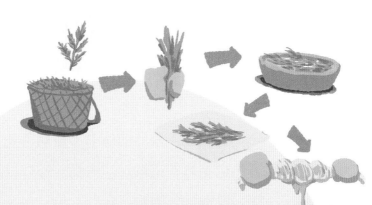

村民们吃了中医用采摘回来的小草炮制的药汁，很快就恢复健康了。

原来，这种怪病叫作"疟疾"，这株治病的小草叫作"青蒿"。

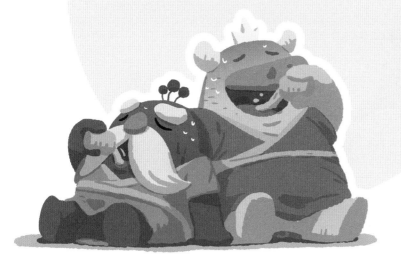

晋朝葛洪所写的医书《肘后备急方·治寒热诸疟方》记载："青蒿一握，以水二升渍，绞取汁，尽服之。"

　　意思是说，一把青蒿用两升水浸泡，搅拌之后，过滤出汁水，并把汁液全部喝掉。这告诉我们，青蒿的药汁可以治疗疟疾。

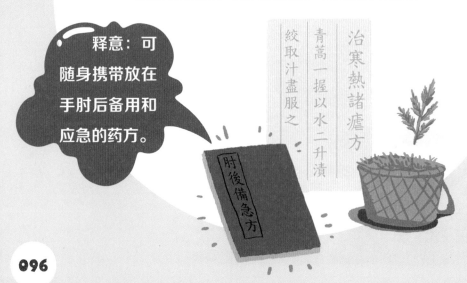

释意：可随身携带放在手肘后备用和应急的药方。

治寒热諸瘧方

青蒿一握以水二升漬

絞取汁盡服之

肘後備急方

村民们在中医的帮助下，病情渐渐好转，最后全部恢复健康。他们非常感激中医治好了大家这个奇怪的疾病，也十分敬佩中医不畏艰难险阻，为大家寻药的勇气和毅力。

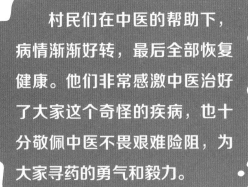

中国科学家屠呦呦受到《肘后备急方·治寒热诸疟方》的启发，和她的团队成员经过不懈努力，克服重重难关，最终在黄花蒿中提炼出青蒿素，成功抵抗疟疾，挽救了成千上万人的性命。

　　2015年，屠呦呦获得诺贝尔生理学或医学奖，表彰她在抗击疟疾上做出的杰出成就。她也是第一位获得这份殊荣的华人科学家。

　　青蒿素，让中国医学名扬世界。

　　成功的人往往不会止步于已有的成果。2019年，屠呦呦再接再厉，带领她的团队在"青蒿素抗药性"研究上获得新的突破。同年，屠呦呦获得"共和国勋章"。她经历了许多次科学实验的失败，在无比艰难的时刻，仍然秉持科学理想，砥砺前行，只为治病救人。医者大爱，他们就是照亮人间的一道光，驱散病痛的黑暗。屠呦呦和所有的医学工作者，都是值得我们学习的榜样！

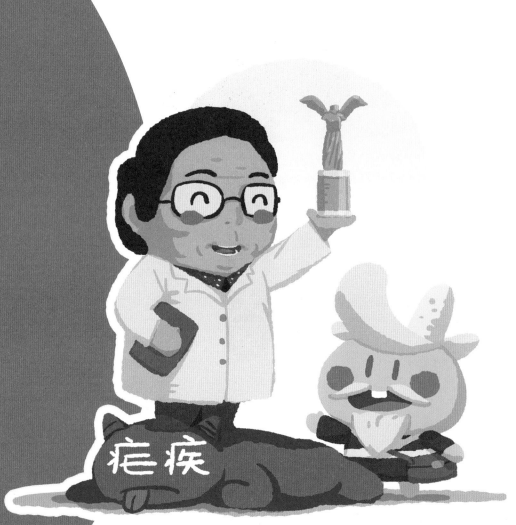

疟疾

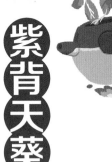

紫背天葵

解毒消肿亦生津

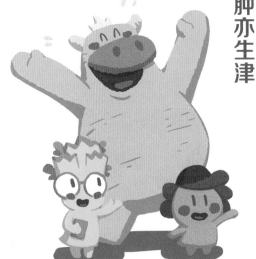

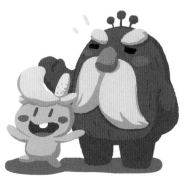

草药小百科

别　　名：丹叶、散血子。因为叶子背面紫色，所以得名。

入药部位：全草入药。

药　　性：味甘，微酸，性微凉。

功　　效：清热解毒，消瘀散肿。干燥叶子用水煎服，新鲜叶子捣烂可敷治毒疮。

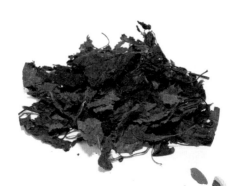

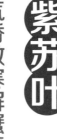

紫苏叶

气香散寒 解蟹毒

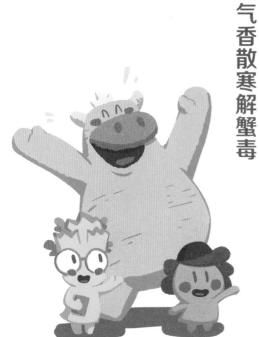

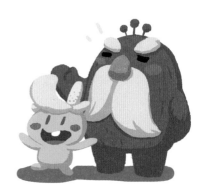

草药小百科

别　　名：苏叶、紫苏、尖
苏。叶子带紫色
或紫绿色。

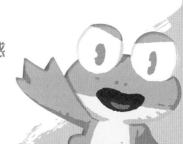

入药部位：叶子称为紫苏叶。除此之外，紫苏梗和
紫苏种子也是常用的中药。

药　　性：味辛，性微温。

功　　效：散除寒气，治疗风寒感
冒，解鱼蟹中毒。

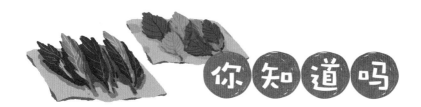

你知道吗

紫背天葵和紫苏叶除了做中药材，还有其他用途吗？

它们都是药食两用的植物。让我教你几道美食吧！比如素炒紫背天葵、紫背天葵炒猪肝、紫苏粥等。当你炒田螺，制作鱼、蟹等海鲜时，也可以放几片紫苏叶增加香味。

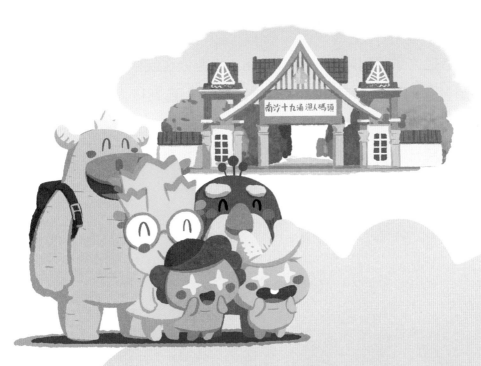

　　周末放假，大家相约到岭南水乡游玩。尤其是鱼星星和小棉棉，玩得兴高采烈。很快就到中午，大家饥肠辘辘，讨论去哪里吃午餐。大力哥提议，既然来到水乡，应该要品尝一下鲜美的海鲜和河鲜。大家觉得这个主意棒极了！

土茯爷把大家带到附近的海鲜市场。这里处在咸淡水交界，适合养殖各类海鲜和河鲜。除了有本地养殖，还有远洋捕捞的呢，品种丰富，鲜甜肥美。经过土茯爷的介绍，大家根据自己的口味选好之后，土茯爷把海鲜拿到附近餐馆请厨师加工，然后就可以享受一顿丰盛的大餐啦！

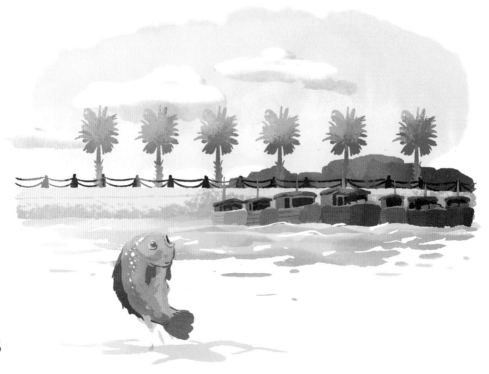

鲜美!!

　　满满的一桌菜，好丰盛啊！有清蒸鱼、
白灼虾、蒜蓉蒸扇贝、爆炒鱿鱼……今天大
家大饱口福，痛快淋漓地大吃一通，很快就
把一桌海鲜大餐吃得一干二净。

可是，过了不一会儿，鱼星星觉得浑身瘙痒，还起了很多一块一块的红斑。鱼星星难过得快哭了。大家都很担心鱼星星。土茯爷告诉鱼星星，这是海鲜吃多了过敏，不用担心，他有办法！

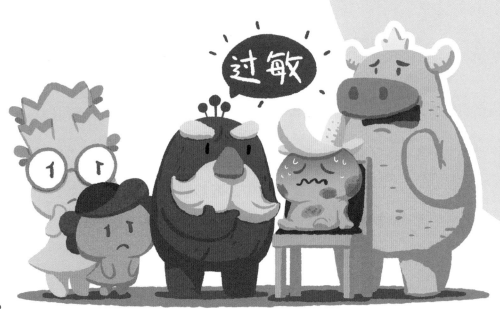

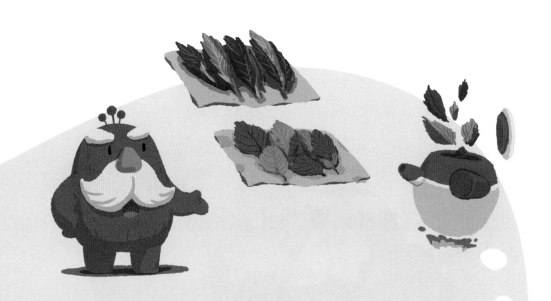

土茯爷想到了"双紫散"，他马上去药材铺买来紫背天葵和紫苏叶，洗干净后煮水给鱼星星喝。

鱼星星咕嘟咕嘟喝了一大碗。

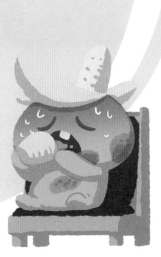

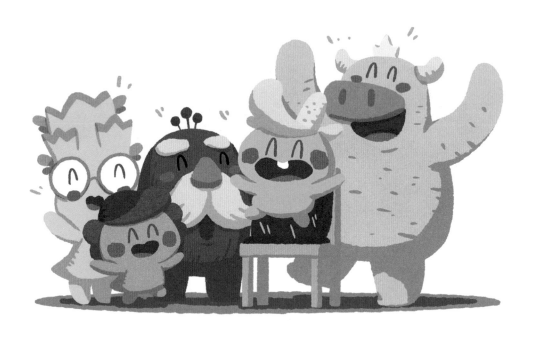

　　过了一会儿，鱼星星觉得不痒了，再看看自己身上，红疹也消退了！鱼星星恢复如初，眉开眼笑，蹦蹦跳跳。大力哥说，看来下次吃海鲜，要提前准备好"双紫散"。土茯爷说，就算如此，我们也要控制自己的嘴巴，再好吃的东西也不能吃过量，要时刻记得"病从口入"的道理。

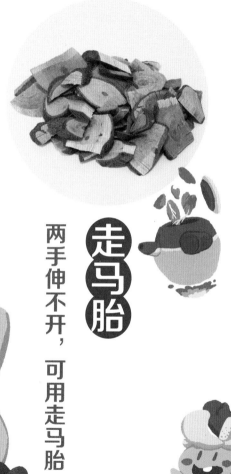

走马胎

两手伸不开，可用走马胎

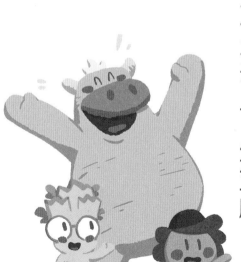

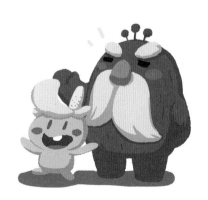

草药小百科

别　　名：山猪药、走马风、大叶紫金牛。

《本草纲目拾遗》：走马胎，出粤东龙门县南困

（昆）山中。

药　　性：根部入药，味辛、性温。

功　　效：驱风祛湿，行血活血化瘀，可治痛疽

疮疡。

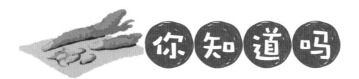

你 知 道 吗

这味草药和马有关系吗？

这是一种植物的树根，《本草纲目拾遗》记载：形如柴根，干者内白，嗅之清香，研之细腻如粉，喷座幽香，颇甜净袭人。

有人说风湿游走身体串痛的现象，像身体里奔腾着野马。所以，这种可以祛风活血，强壮筋骨，散瘀消肿的药材，被称作"走马胎"。

炎炎夏日，大力哥在工地指挥着工程建设。不一会儿就满头大汗，全身湿透了。

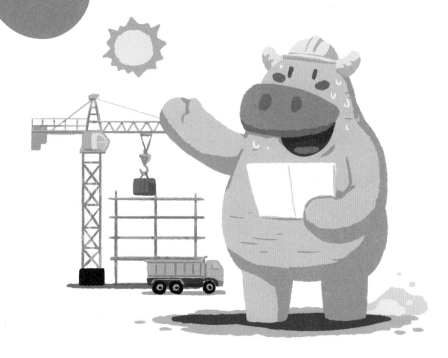

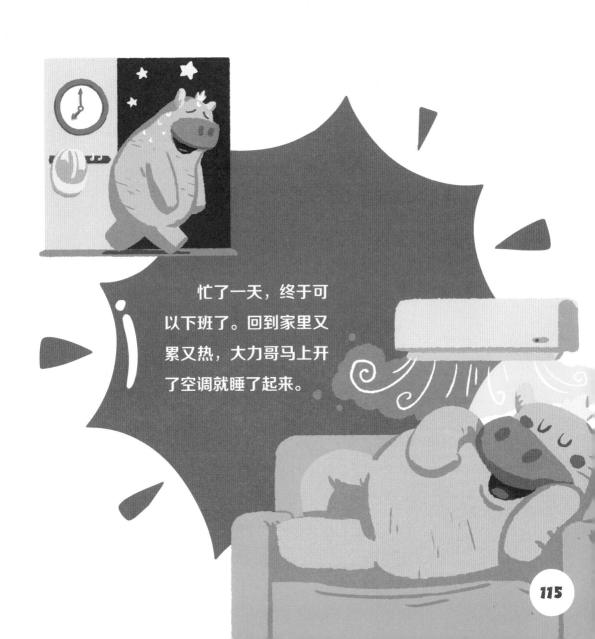

忙了一天，终于可以下班了。回到家里又累又热，大力哥马上开了空调就睡了起来。

就在大力哥睡得正香的时候，空调的寒气已经悄悄地入侵他身体了！

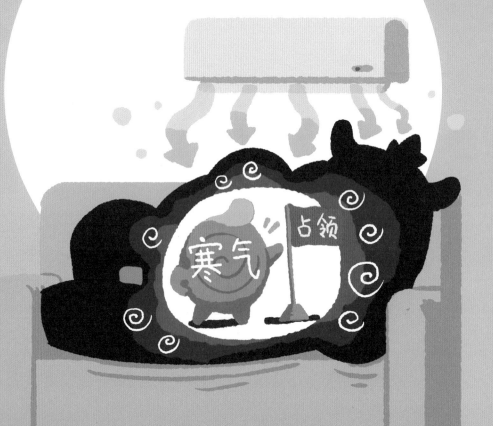

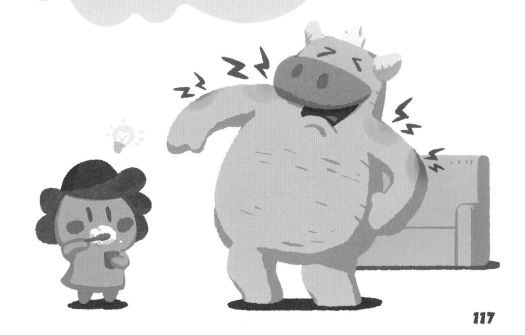

第二天早上，大力哥从沙发上爬起来。哎呀！肩膀一阵阵疼痛，手伸展不开，手臂也抬不起来。

小棉棉见到大力哥这副模样，笑着问："这是要扮演机器人吗？"

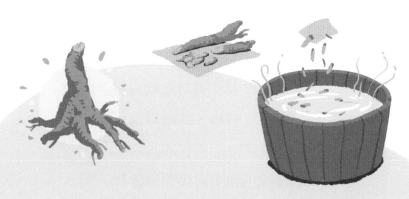

　　大力哥说了一遍昨晚的事，小棉棉顿时明白了。还好她平时一有时间就跟土茯爷学习中医药的知识，这下可派上用场了。她告诉大力哥，用走马胎烧水泡澡，可以把身体里的寒气逼出来。大力哥马上照做。果然，泡在药浴桶里，温热的水，加上走马胎的药用效果，过了一阵，大力哥就舒服多了。

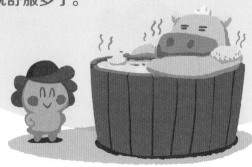

经过这次教训，大力哥明白了一个道理：夏天气温高热，在户外活动之后定然浑身大汗，但是也不能一回到室内，就打开空调直接对着吹。否则的话，寒气会侵入我们的身体，损害健康，而且会变成手脚硬邦邦的"机器人"，这可不妙啊！

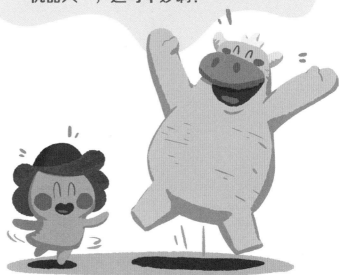

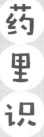

药里识字

汉字是世界上最古老的文字之一，也是中华文化一脉相传的重要见证。每个汉字在创造的过程中，都包含了它自己的故事，拥有丰富而独特的文化元素。在草药小百科当中，我们常常会遇到以下一些字，让我们一起来了解它们吧！

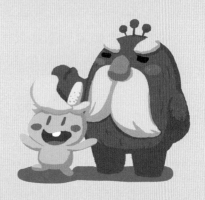

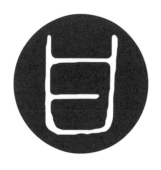

甘（gān）

字义： 指含在嘴里的食物非常甘美。

《说文解字》： 美也。从口含一。一，道也。

清代文字学家段玉裁说： "甘为五味之一，而五味之可口皆曰甘。食物不一，而道则一，所谓味道之腴也。"

【字说字话】

"甘"的外框代表人的"口"，中间的一小横表示含在嘴巴里的食物。能被人们含在嘴里的食物，当然是甜的、美的，因为人们喜欢，所以久久回味，不愿意那么快吃下去。

"甘"这种味道其实跟我们后来说的"甜"基本上是一样的，现代汉语有一个词叫作"甘甜"。段玉裁告诉我们，"甘"是"可口"的，是嘴巴喜欢的味道。我们会吃到不同的食物，尝到不同的甜味，但我们知道这是"甜"而不是其他味道，是因为当我们的舌头尝到这种味道的时候，心中会生出一种美好的感觉。古人有一个词，形容衣食美好的状态，叫作"丽衣腴食"。"腴"就是"美好的意思"。

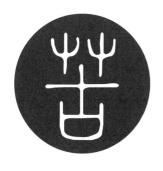

苦（kǔ）

字义： 像胆汁或黄连的滋味，与"甘"相对。

《说文解字》： 大苦，苓也。从艸，古声。

清代文字学家段玉裁说： "蔓延生，叶似荷青，茎赤，此乃黄药也，其味极苦，谓之大苦……苦为五味之一。"

【字说字话】

宋代沈括在《梦溪笔谈》中告诉我们，有一种植物叫作"黄药"，它的味道非常苦，达到"大苦"的程度了，所以用它来代表这种让人痛苦的味道。

"艸"是"草"最原始的写法，像两个刚冒出地面的小草芽，很生动地描绘出"草"的可爱姿态。

汉字当中，形声字占据了大多数。"古"是"苦"的声旁，代表它的读音。汉字的读音，在历史发展过程中会有所变化。尽管我们今天读起来并不完全相同，但"古"和"苦"具有相同的韵母，所以也符合形声字的要求。

虽然苦味让人难受，但它也是五味之一，我们也要学会吃苦。明代冯梦龙在《警世通言》中写过一句话："不受苦中苦，难为人上人。"后来，这句话成了中国的传统俗谚，告诉人们：要能承受千辛万苦，才会获得人生的成功，达成自己的梦想，成为让别人敬重和爱戴的人。

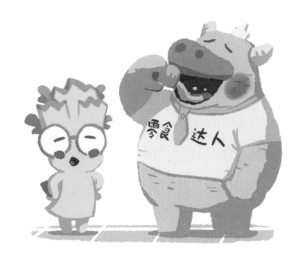

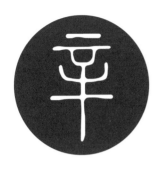

辛（xīn）

字义：表示"辣"的意思；也表示"劳苦、艰难""悲伤"的状态和感觉。它还是天干的第八位，用作顺序第八的代称。

《说文解字》：辛痛即泣出。

清代文字学家段玉裁说："故以为艰辛字。"

【字说字话】

"辛"是古代的一种刑具，像一把刀，上面有利刃，下面有尖柄。在遥远的时代，人们用它在囚犯或者奴隶的脸上刻下记号或者文字，方便区分和管理。所以它也代表一种艰难的生活味道。它的字形记录了远古严酷的刑法，我们仿佛看到经历过这种刑罚的人，那种艰辛痛苦、涕泪纵横的样子。

"辛"是五味之一，辛味就是我们现在说的"辣"味。现代汉语把它们合成一个词，叫作"辛辣"，说的就是这种尖锐而强烈的味道。"辛"的食物包括葱、蒜、韭菜、生姜、酒、辣椒、胡椒、桂皮、八角、小茴香等。

虽然它让人这么难受，但"辛"这种味道对我们的身体也是很有好处的。它能帮助人体气血运行。比如药物木香、红花，可以治疗气血阻滞。比如薄荷、麻黄，可以治疗表证。

古人有佩戴香囊的习惯。香囊，又名香袋、花囊、荷包。将各种芳香植物研磨成粉，装进囊中，就做成香囊了。人们去拜见父母长辈时，要佩戴香囊，以示敬意。也因为香囊是随身佩戴的装饰物，恋人之间也常常把它当作礼物相互赠送，表达爱慕之情。

香气也可以治病，中药香囊源自中医"衣冠疗法"。有一些药物具有的芳香气味被称为"辛香"，可以辟秽、化湿、开窍。比如菖蒲、白术、艾叶、藿香、草果等等。中医药认为芳香化浊，辟秽避疫，多用来预防瘟疫。

人们也会因应不同的时节，佩戴有特殊用途的香囊。比如端午节会给小孩子佩戴一种香囊，内有朱砂、雄黄、香药等，不但有避邪驱瘟之意，也有襟头点缀之用。《岁时杂记》中记载："端五以赤白彩造如囊，以彩线贯之，搐使如花形。"

事物都有两面性，我们要学会以积极和正面的态度，从"辛"当中发掘有用之处。

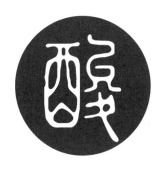

酸（suān）

字义： 像醋的味道或气味。

《说文解字》： 酢也。

清代文字学家段玉裁说： "酢本醆（zài）浆之名。引申之，凡味酸者皆谓之酢。酸，酢也。皆用酢引申之义也。"

【字说字话】

酸的本义是"醋"，引申义是"醋的味道"。"酸"是一个形声字。

"酉"是汉字部首之一，与酒、酪等有关。"夋"（qūn）字是声符兼义符，"夋"字族的汉字大多都跟"尖锐"之义有关，这里是表达出当人们尝到这种味道的时候，口部肌肉会紧绷，造成刺激的感觉。

"酢"指调味用的酸味液体，也作"醋"。例如，"酢酒"是一种醋酒、苦酒，"酢器"是指盛着醋的容器，"酢浆"是古代一种含有酸味的饮料，"酢味"是指酸味，"酢涩"形容味道又酸又涩。"醆浆"指的是一种带有醋味的酒，它是用熟饭制成的。

"酸"给我们留下了一个"望梅止渴"的故事。东汉末年，曹操带兵出征的途中找不到有水的地方，士兵们都很口渴。曹操想了个办法，他告诉士兵们："前面不远处就有一大片梅林，结了许多梅子，又甜又酸，可以用来解渴。"士兵们想到梅子的酸味，嘴里都流出口水来，暂时也就不口渴了。想吃梅子的愿望鼓舞着军队，让他们最后顺利到达有水源的地方。

　　宋代沈括在《梦溪笔谈·讥谑》中写道："吴人多谓梅子为'曹公'，以其尝望梅止渴也。"后来的人们把梅子称为"曹公"，也是很有意思的调侃呢。这里的"尝"是古汉语"曾经"的意思。

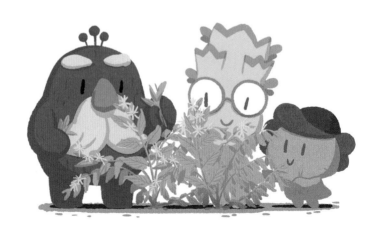

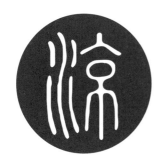

凉（liáng）

字义： 表示温度低，也表示冷清、不热闹。

《说文解字》： 薄也。

清代文字学家段玉裁说： "薄则生寒。薄寒曰凉。"

【字说字话】

《礼·月令》说："孟秋之月凉风至。"刚进入秋天的时候，风的温度比盛夏时降低了些，所以带着凉意。想象一下，吹着这温度适宜的凉风，是很舒服惬意的。

"凉"的程度没有"冷"和"寒"那么深，但它已远离炎热，大概是人们最喜欢的体感温度了。人们喜欢把这种美好的感觉带到文学作品当中去。

元代文学家元好问在《蝶恋花》中写道："玉宇生凉秋恰半。"描绘出想象中的神仙住处，清凉世界，舒适惬意。

唐代大诗人杜甫因感到秋天的凉风起而想念挚友李白，在《天末怀李白》中写道："凉风起天末，君子意如何？"后来，明代的夏言在《凤凰台上忆吹箫 送江阴高少参舜穆》中也写道："天末凉风，蒹葭秋水，归人独上兰舟。"凉风，指初秋的西南风。它带来的凉意，容易让人产生思念故人的情绪。

当然，"凉"也有"惆怅、悲苦""淡薄、不善""失望、灰心"这样的含义，比如现代汉语中有"凄凉""世态炎凉""悲凉"这样的词语。

"凉"也是中医用字，指感冒、风寒，如"受凉"。曹雪芹在《红楼梦》中写道："就怕他也像晴雯著（着）了凉。"

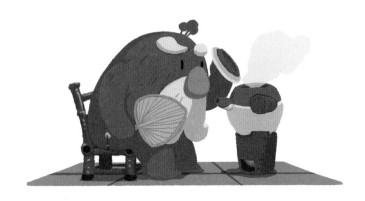

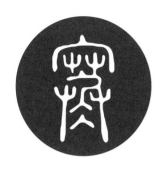

寒（hán）

字义：本义是寒冷，也就是天气很冷的意思。

《说文解字》：冻也。从人在宀下，以茻荐覆之，下有仌。

清代文字学家段玉裁说："冻，仌也。冷，寒也。"

【字说字话】

寒冷是一种感觉，人们虽能感觉到，但是却看不见。于是聪明的中国人就创造"寒"这个会意字：屋子外面都结冰了，人蜷曲在室内，以草避寒取暖。

从篆书字形可以看出，外部的"宀"（mián）代表房屋，中间是"人"字，在"人"字上下各有一个"艸"字，表示躲在草堆中取暖，下方的"仌"表示地面已结冰，天气很寒冷。

"仌"（bīng）是古代的"冰"字，后来就变成了偏旁"冫"。

后来，"寒"被引申为身份卑微，比如"寒门子弟"指家境贫穷的人；也用来说贫穷，比如"寒窗苦读"指艰苦的学习环境，

"寒门薄宦"指穷家小吏。

《尚书注疏》说："凉是冷之始，寒是冷之极。"这句话告诉我们"凉""冷""寒"的程度差别。

正因为"寒"是如此严酷冰冷，所以中国人对能够抵抗寒冷的植物特别推崇，也赋予它们很多美好的品德含义。比如《论语·子罕》中，孔子说："岁寒，然后知松柏之后凋也。"赞扬松树和柏树耐寒的特质和品格。

"梅花香自苦寒来"，不仅说梅花在百花凋谢的数九隆冬、地冻天寒时傲雪绽放，还告诉我们元代画家王冕勤苦自学的故事。王冕一生爱好梅花，种梅、咏梅，擅长画梅，是一个性情高洁的人。《儒林外史》写了他一边放牛，一边勤奋画学的故事。

"寒"也是中医用字，泛指邪气。比如"受了一点寒"，指由寒邪引起的机能衰退的病症。中医认为"寒"性凝滞而主痛凝。寒邪侵犯人体可使气血津液运行迟缓，凝结阻滞不通。血液和津液"得温则行，得寒则凝"，所以寒邪侵犯人体，便会让身体出现各种疼痛的症状，所谓"痛则不通"。

温（wēn）

字义： 本义为暖。

《说文解字》： 水。

清代文字学家段玉裁说： "温水，一曰㷉水。"

【字说字话】

"温水"原本是古代一条河流的名字。所以《说文解字》说"水"，指的是"河流"的意思。《山海经》说"温水"出自崆峒山，然后在临汾南面入河。

"㷉"（nuǎn）如今通用写作"暖"，是温暖的意思。

"温"是一个会意字。甲骨文当中，"温"的字形像一个人在容器中沐浴洗身，字形上边有四个小点，表示水汽升腾的样子，所以有"暖"的含义。

人们形容一个人生性纯粹，也用"温"这种给人很舒服的暖意来形容。《诗经·秦风·小戎》当中有一句："言念君子，温其如玉。"意思是说，君子就像美玉，温和柔润而且光泽柔和，用来比喻男子的品性、容颜神色、性情态度、言谈举止的温和柔顺。

清代文学家蒲松龄在《聊斋志异·陈锡九》中写道："此名士之子，温文尔雅，乌能作贼乎？"创用了一个"温文尔雅"的词，形容人的态度温和，举止文雅端庄。

"温"是一种恰到好处的温度，不冷不热刚刚好，于是人们便赋予它许多美好的含义。所以，我们要努力成为一个能让人感受到温情暖意的人。

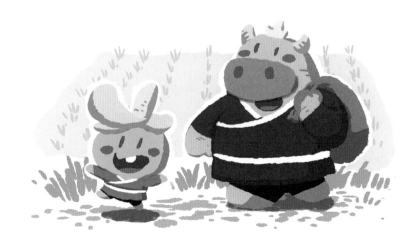

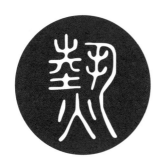

热（rè）

字义： 本义是温度高。

《说文解字》： 温也。

【字说字话】

"热"的温度比"温"要高。它是一个会意字，古文字形的上半部分像一个人用手拿着树木，然后把它种在土里，下面的"火"字表示气温高。因为当气温高的时候，植物会加快生长速度。就好比夏天比冬天热，植物在夏天的生长速度就比冬天快许多。太阳是地球上最大的热源，它的光和热产生巨大能量，供给地球上动植物的生长。

战国时期《列子·汤问》中，有一则非常有趣的寓言故事——《两小儿辩日》。

孔子东游的路上，遇到两个小孩在争辩太阳远近的问题。

一个小朋友认为，太阳刚升起来的时候离人近一些，中午则离人远一些，因为太阳初升时像车盖一样大，中午却像个盘子那么小，这难道不是远时看起来小而近时看起来大吗？

　　另外一个小朋友认为，"日初出沧沧凉凉，及其日中如探汤，此不为近者热而远者凉乎？"意思是太阳刚出来时给人感觉清凉，中午的时候却像把手伸进热水里一样，这难道不是近时热而远时凉吗？

　　两个小朋友思考的逻辑都没有错，孔子却不能判断他们谁说得对。孔子作为大学问家，也不能通晓各科知识，于是他跟小朋友说自己"不能决"，承认自己无法判断对错。孔子这种谦虚的态度是值得赞扬的。这告诉我们学无止境的道理，同时也应该学习孔子实事求是的精神。

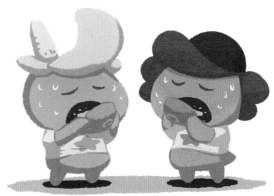

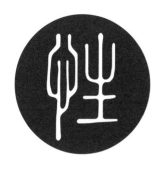

性（xìng）

字义：本义是指人的本性。

《说文解字》：人之阳气性善者也。

清代文字学家段玉裁说："论语曰：性相近也。孟子曰：人性之善也，犹水之就下也。董仲舒曰：性者，生之质也。质朴之谓性。"

【字说字话】

"性"字由"心"和"生"组成，是说人天生便有质朴心性，是善良美好的。

《白虎通》说："五性者何？仁义礼智信也。"这告诉我们，人有五种好的本性，分别是：仁、义、礼、智、信。这是儒家所提倡做人处世最起码的道德准则，称为儒家"五常"。它们是中国古代价值体系中的核心元素。

晋代陶渊明在诗歌《归园田居》中写道："少无适俗韵，性本爱丘山。"意思是，自己在年轻的时候就没有那种能够适应世俗的性格，生来就喜爱大自然的风物，生动地刻画出陶渊明朴素自然、洒脱恬淡的性情。

　　"性"也是一个中医用字，用来指药物的性状和药力，比如"性寒""性热""性温""性凉"等等。

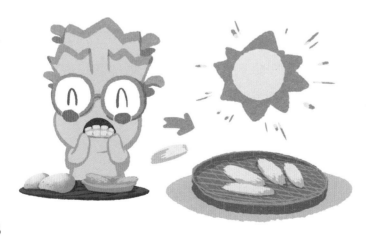

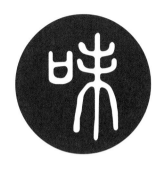

味（wèi）

字义： 舌头尝东西所得到的感觉，或者是鼻子闻东西所得到的感觉。

《说文解字》： 滋味也。

清代文字学家段玉裁说： "滋言多也。"

【字说字话】

中医用"味"来描述舌头尝到这种药材的味道，比如"味甘""味苦"。

《周礼》说："以五味、五谷、五药养其病。"这里说的"五味"指酸、甜、苦、辣、咸五种味道，这是中医五行学说的组成部分，出自《黄帝内经》。

中医也用"味"做量词，指中草药的一种，比如《儒林外史》写道："加入几味祛风的药。"非常生动地用"味觉"表达了药材的数量。

上古时代，人口渐渐多起来，于是神农教人们种植五谷，以充腹饥。神农还舍己为人亲自尝遍百草，找到能治病救人的草药，被人们尊为中医药的创始者。

　　小朋友吃饭不能挑食，要尝"五味"，虽然有些味道让人难受，但它们对维持人的身体健康十分重要。我们要追求均衡的饮食，摄取各种营养才会有强健的体魄。

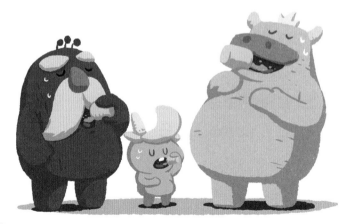

三

诗
意
百
草

中国一直都是以农耕为主的"黄色文明"，绵延了上下五千年。农耕文明体现在中国文化的方方面面。中国人对天地时序、百草百物的理解深入而透彻，我们对大自然有着丰盈充沛的感情，以及富有哲思的理性思考。不可看轻我们传统的农耕文明，它一直深远地影响着中国人的民族性格。

中草药是古代植物学和医学的结合。它既有科学的医学药理知识，也被许多文学家写进了诗词文章中，让神州大地上的这些药用植物充满了灵性和温柔敦厚的人文气质。

文学给药物以活力，赋草木以生机，文学和中药学的巧妙融合，意趣盎然、相得益彰，是中国文学当中有趣又珍贵的部分。

让我们一起走进百草的诗意世界吧！

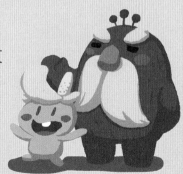

采地黄者

[唐] 白居易

麦死春不雨，禾损秋早霜。

岁晏无口食，田中采地黄。

采之将何用？持以易糇粮。

凌晨荷锄去，薄暮不盈筐。

携来朱门家，卖与白面郎。

与君啖肥马，可使照地光。

愿易马残粟，救此苦饥肠。

这是唐代诗人白居易写的一首咏药诗。

白居易是唐代伟大的现实主义诗人，所创作的诗歌题材广泛，形式多样，语言平易通俗，正所谓："童子解吟长恨曲，胡儿能唱琵琶篇。"

白居易主张"文章合为时而著，歌诗合为事而作"。在这首诗中，他把采挖地黄者非常艰苦的生活情景，形象生动地用诗歌表达出来，充满对底层劳动者深切的关注和同情。诗歌说农民遇到可怕的天灾：麦苗因为春天长期不下雨而枯萎，禾谷因为秋天提前降霜而被冻坏。贫苦的农民只能辛辛苦苦去采集地黄，卖给豪门子弟喂马，并且以此来换取马吃剩下的一些饲料，作为自己充饥的粮食。

夫医者，非仁爱不可托也；非聪明理达不可任也；非廉洁淳良不可信也。中国古代读书之人，有着"不为良相，愿为良医"的情怀，我们在他们的作品当中，就可以看到这种济世悯人的情感。

满庭芳·静夜思

[南宋] 辛弃疾

云母屏开，珍珠帘闭，防风吹散沉香。离情抑郁，金缕织流黄，柏影桂枝交映，从容起，弄水银堂。连翘首，惊过半夏，凉透薄荷裳。

一钩藤上月，寻常山夜，梦宿沙场。早已轻粉黛，独活空房。欲续断弦未得，乌头白，最苦参商。当归也！茱萸熟，地老菊花黄。

说起《静夜思》，很多人第一时间都会想到诗仙李白的诗吧？"床前明月光，疑是地上霜。举头望明月，低头思故乡。"

　　但是在金戈铁马的南宋时代，大文学家辛弃疾也有一首很出名的《静夜思》。但它不是一首诗，而是一首词。

　　辛弃疾，字稼轩，"稼轩"原本是他在谪居带湖的时候，给自己所住的房子取的名字。《宋史·辛弃疾传》记载："尝谓，人生在勤，当以力田为先……故以稼名轩。"他曾经说，人的生存和生活，要靠不断辛勤地耕耘，重视农耕劳作，所以用"种植谷物"的"稼"字命名自己所住的小屋，这也说明人应该以勤劳自勉。

　　中国很多文人取字号，都跟农耕生活分不开，对土地和山水有与生俱来的热爱，可谓是这个古老民族的文化基因。

　　剑有杀气，词有柔情。辛弃疾性格豪迈倔强，带有燕赵奇士的侠义之气，所写的词也多抒发慷慨激昂的爱国之情。后人把豪放词派的两位大文学家苏轼和辛弃疾合称"苏辛"：东坡仙才，史无二例；稼轩雄才，如鲸吞海。

辛弃疾是南宋的将领，不可多得的军事奇才。新婚不久，他便奔赴前线杀敌了。据说，在沙场征战的某个夜晚，他巧思妙想，串联起很多中药的名字，并从女子思念夫君的角度，写下了这首《满庭芳·静夜思》。

这首词中含有20多种中药名：云母、珍珠、防风、沉香、硫黄（流黄）、柏叶、桂枝、苁蓉（从容）、水银、连翘、半夏、薄荷、钩藤、常山、缩砂（宿沙）、轻粉、独活、续断、乌头、苦参、当归、茱萸、熟地、菊花等。

百草寄情，辛弃疾把对妻子的深情和思念，全都寄托在这些百味本草上了。

蜂螫诗

[清] 褚人获

蝉蜕连翘才半夏，柴胡逞毒肉从容。

蒺藜刺若细辛箭，荆芥芒同大戟锋。

独活急当归草果，苦生还续断蜈蚣。

破故纸同香白纸，从今防己更防蜂。

清代，褚人获写了一本叫作《坚瓠集》的书，其中有一些药名诗和尺牍书信，十分有意思。

这首诗歌有一个小序，"江道行夏日遭蜂螫之毒，检方无得，戏作药名诗"，说明了作者写这首诗歌的原因，夏天走在路上，被蜜蜂螫了一针，痛苦不已，于是写下这首诗，颇有苦中作乐的幽默感。

这短短的八句诗当中，写进了十几味中药：蝉蜕、连翘、半夏、柴胡、肉苁蓉、蒺藜、细辛、荆芥、大戟、独活、当归、草果、苦参、续断、蜈蚣、破故纸、防己、防风。

牛顿被苹果砸出了有关万有引力的科学灵感，这位仁兄也被蜜蜂蜇出了药名诗的文学灵感。

除了上面这首诗歌，《坚瓠集》还有以下这篇尺牍，记录了詹爱云和周心恒这对有情人的书信往来，颇有意趣。

吴妓詹爱云，寄所欢周心恒书云：槟榔一去，已过半夏，更不当归耶？盼望南天星，大腹皮，忍冬藤矣，谁使君子，效寄生草缠绕他枝，使故园芍药花无主耶？妾盼不见白芷书，茹不尽黄连苦。
古诗云：豆蔻不消心上恨，丁香空结雨中愁，奈何、奈何。

詹爱云给心爱的情郎写信，表达自己盼归的心情。苦苦思念之中，又因为大量嵌入药名的巧思，表达得曲折婉转，竟也生出一丝活泼的文学意趣，灵动于纸面。你能找到这些药名吗？槟榔、半夏、当归、天南星、大腹皮、忍冬藤、使君子、寄生、芍药（白芍）、白芷、黄莲、豆蔻、丁香。

　　心恒答曰：红娘子一别，桂枝香已凋谢矣，几思菊花茂盛，欲归紫苑，奈常山路远，滑石难行。况今木贼窃发，巴戟森森，岂不远志乎？姑待从容耳，卿勿使急性子，骂我曰：苍耳子，狠心哉！不至白头翁而亡，则不佞回乡时，自有金银花相赠也。

　　周心恒给詹爱云回了一封信，也是借药名表达自己同样盼望相见的情感。你能找到这些药名吗？红娘子、桂枝、菊花、紫苑、常山、滑石、木贼、巴戟、远志、苁蓉、苍耳子、白头翁、金银花。除了用药名的读音和意象，还使用了药物别名所隐藏的意义。比如"金银花"，别名"鸳鸯藤"，周心恒说要以金银花相赠，其中的意蕴不言而喻。中国文学语言的丰富内涵，营造出表达的张力感，中药名入诗文，妙趣横生，甘苦相融，回味无穷。

药名诗

[明] 吴承恩

自从益智登山盟，王不留行送出城。
路上相逢三棱子，途中催趱马兜铃。
寻坡转涧求荆芥，迈岭登山拜茯苓。
防己一身如竹沥，茴香何日拜朝廷？

　　这是出自中国四大名著之一《西游记》的一首药名诗。第三十六回"心猿正处诸缘伏，劈破傍门见月明"中，唐三藏有感而发的一首诗。

　　作者吴承恩在描述唐僧师徒去西天取经途中遇到的种种艰辛时，巧妙地把丰富的中草药知识寓于文学创作中。这首药名诗选用了九味中药：益智、王不留行、三棱子、马兜铃、荆芥、伏苓、防己、竹沥、茴香。这些药名暗中应和了《西游记》的情节，很是有趣。比如"王不留行"，指唐朝皇帝亲自为唐三藏饯行，携大臣们将师徒一行人送出长安关外，前往西天取经。"三棱子"则指唐僧的三位徒弟：孙悟空、猪八戒、沙和尚。"马兜铃"很有画面感，试想一下，唐三藏骑着白龙马匆匆赶路，马脖子上套着的铜铃铛叮叮当当地响，一路相伴，一路前行。"茴香"则是谐音"回乡"，象征着唐三藏师徒三人成功取经，顺利返回唐朝。

《西游记》的作者吴承恩，不但给我们留下了一部浪漫主义的章回体长篇神魔小说，还颇有心思地以中药名作诗，暗合了小说的主要情节，读之甚有意趣，如神来之笔，令人拍案叫绝。

药名一绝

[宋] 洪皓

独活他乡已九秋，刚肠续断更淹留。

宁知老母相思子，没药医治白尽头。

　　这首身处异乡，思念母亲的动人诗篇，出自宋徽宗年间的进士洪皓。他是一位爱国词人。

　　靖康之耻，金国掳走宋徽宗和宋钦宗。洪皓出使金国议和，但金国没有议和之意，反而扣押了他。当时，他见到金国权臣完颜宗翰，请求将宋朝的两位皇帝送回。完颜宗翰没有答应，还逼迫他到金廷操纵的伪齐刘豫政权去做官。洪皓严辞拒绝，因此差点被斩首。后来他被流放到遥远的冷山（在今黑龙江省境内），生存境遇十分艰难。但他始终不忘使命，一有机会就力劝金国与宋议和。几经坎坷，徘徊生死，最终被赦，得以返回故土。宋高宗赞扬他："卿忠贯日月，志不忘君，虽苏武不能过。"

洪皓知识渊博，精通经史之学，擅长文赋诗词。他一共留在金国十五年，期间写了上千首诗词作品，可惜后来大部分散逸了。这首诗便是在留金期间写的，诗中嵌入四种中药名：独活、断续、相思子、没药。写母亲对儿子深切的思念，盼归不得，把头发全熬白了，实际上是表达洪皓自己想念母亲，南归不得，悲伤不已的心情。

清代主持虎门销烟的民族英雄林则徐说过"苟利国家生死以，岂因祸福避趋之"。忧国者不顾其身，洪皓一心为国，不计生死，这种爱国主义精神值得我们学习。

古代文人喜爱以药名入诗文、写书信，表情达意的同时，增添了许多特别的意趣。这大概是中国文学一道独特的风景，字里行间充满浓浓的药香，颇有些治愈心灵的疗效。

情之所起，假托于物，留之于字，意一贯之，或浓或淡，自有其味。中国人的可爱之处，在于看世间草木皆有性情，如人皆有所思所感。神州万里，草能长、花会开，所思与所忆，天涯有相知，故以草物寄情。

因为中国自古以来以农耕文明为主导，所以中国人对天地万物有深厚的感情，也对天地时序有深刻的认识。五日为候，三候为气，六气为时，四时为岁。智慧的中国先贤，把一年划分为二十四节气，五天为一候，三候为一节气，共七十二物候，详尽地反映了黄河流域中原地带的天文地理和自然变化。

这是奇妙有趣的"中国时间"。年年岁岁，中国人都对时间心怀虔诚，在农耕生活中严格遵守节气时令，春种秋收，驯养六畜，男耕女织，繁衍后代。

万世先师孔子，以《春秋》命名历史。日月流转之中，寒来暑往是自然现象，春种秋收是人间活动。如同一点一滴落在禾下土的汗水，会汇聚成年年的收成，或丰稔或歉收。人们在黄土地上经历世情百态、悲欢离合，也渐渐积累起我们这个民族丰厚的历史。

农耕生产，安土重迁，让中国人产生了守护家园的坚定信念，也造就了中国人温和友好、和谐共处、坚韧不屈、默默耕耘的民族性格。

中国的哲学家思想里都是农耕文明无意外争的思维。春秋战国时代，老子说："强梁者不得其死，好胜者必遇其敌。"意思是说，凶暴强横的人都没有好结果，争强好胜的人最终也会碰到他的强敌。

国之大事，在祀与戎。中国人在漫长的农耕岁月里，产生了自己的战争观念。

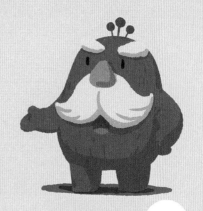

《司马法》说："国虽大，好战必亡；天下虽安，忘战必危。"告诉我们，要爱好和平，也要有捍卫和平的意识和能力。

神农尝百草，不但尝出了一门古老的中医药学，留下一本《神农本草经》，还尝出了中国人对土地和植物的深情厚谊，尝出了中华民族的文学思维和哲学思考。

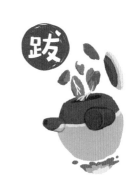

跋

亲爱的读者，谢谢您阅读本书！在书本的最后，我还有一些话想与您分享。

素者，本也；问者，黄帝问于岐伯也。追本溯源，全其天真，是中国人对生命的终极追求，即寻求简单、天然而有质量的生存价值。

中华文明源远流长，博大精深，中医药文化是其中非常重要的组成部分。它凝聚着中华民族几千年养生理念及实践经验，对维护整个民族的健康，包括治未病、疾病治疗和康复保健，都发挥着重要作用。

中医药所蕴含的哲学理念，深远地影响着中华文化。中医说"通则不痛，痛则不通"，"通"是中医的重要概念，也反映了中华文化各方面互相关联的特点，如文史哲不分家，农工医相结合。

中医理论把人和宇宙相合并举，比如人体穴位的命名与天地自然息息相关：承山穴、曲池穴、昆仑穴……让人想起中国神话中，盘古死后，身体化为世间万物，山陵湖海。这是中国人的世界观，向往人和自然的和谐统一。

中医药学凝聚深邃的哲学智慧。古语有云：上医治国，中医治人，下医治病。庄子写庖丁解牛，以中医入文："缘督以为经，可以保身，可以全生，可以养亲，可以尽年。"借庖丁之口与文惠君谈"道"，养生之道、治国之道。宋代文学家欧阳修给宋仁宗写奏疏谈治国，也用到中医理念："善治病者，必医其受病之处；善救弊者，必寻其起弊之原。"可见，中国古代文人士子素有"不为良相，便为良医"的情怀。

中医药有时候并不难懂，它源于百姓生活，与人们的习俗传统、一饮一啄水乳交融，有很多日常保健知识。养生之学是中国文化特有的，中医食疗是中国人独有的生活秘技。它也与现代营养学殊途同归。现代营养学提出均衡膳食有助健康，而早在《黄帝内经》中就写明中国人的饮食法则："五谷为养，五果为助，五畜为益，五菜为充，气味合而服之，以补精益气。"

顺应天时四季，饮食有节，定时定量。其实饮食是人生最大的品德修行和文化积累，日复一日，终其一生，不是进食果腹那么简单，还深藏着生活的智慧、文化的传统、生活的秩序和仪式感。希望通过这本书，让人们关注日常生活中具有药理性质的植物，从而关注大自然和我们的饮食。敬畏自然，尊重食物，重视一日三餐，就是在爱惜自己的生命，也能从中悟出大智慧。神农尝百草，黄帝问歧伯，中医药理也是这样，从生活中得来的。

中医药学既是中国古代科学的瑰宝，也是打开中华文明宝库的钥匙。作为教育工作者，应自觉丰富中医药文化走进校园的形式，激发学生对中华传统文化的自豪感与自信心。本书的顺利问世，有赖于整个创作团队紧密无间的合作。这是一次融合粤港地区高校人才力量的初步尝试和探索，以喜闻乐见、生动有趣的现代化表达形式，创作中医药文化读本。秉持传承精华、守正创新的理念，希望将来有更多机会和契机，推动粤港澳大湾区的高校合作，促进教育资源优势互补，亦为进一步丰富中医药文化教育，引导年轻一代了解中华优秀传统文化的重要价值，共同努力。

亦藉此机会，衷心感谢广州中医药大学刘友章教授担任中医顾问并赐序，中国现代语言学家田小琳教授、世界汉语教学学会常务理事施仲谋教授、北京师范大学非物质文化遗产研究与发展中心张明远教授、香港英基坚尼地小学中文科主任曾登高先生、恩师严歌苓女士、恩师陈远止博士作推荐语，以及广东省人民出版社的大力支持。最后，特别鸣谢广东省南方画院首任院长李冰先生题赠书名。

我们希望通过这本书，激发孩子对中华文化的兴趣，也能够体会大医精诚的精神。

金梦瑶

2021年夏